W0257927

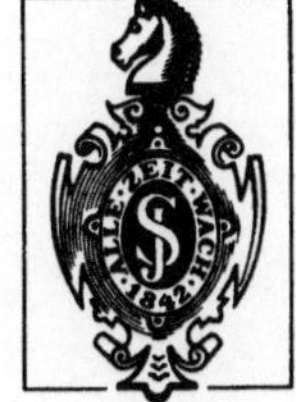

G. Paumgartner G. Strohmeyer (Hrsg.)

Chronische Virushepatitis und ihre Behandlung mit Interferon alfa

Geleitwort von F. Deinhardt

Mit 24 Abbildungen und 48 Tabellen

Springer-Verlag
Berlin Heidelberg New York
London Paris Tokyo
Hong Kong Barcelona
Budapest

Prof. Dr. med. Gustav Paumgartner
Medizinische Klinik II
Klinikum Großhadern
Ludwig-Maximilians-Universität
Marchioninistraße 15
D-8000 München 70

Prof. Dr. med. Georg Strohmeyer
Medizinische Klinik und Poliklinik
Heinrich-Heine-Universität
Moorenstraße 5
D-4000 Düsseldorf

ISBN-13: 978-3-642-76902-3   e-ISBN-13: 978-3-642-76901-6
DOI: 10.1007/ 978-3-642-76901-6

Die Deutsche Bibliothek – CIP-Einheitsaufnahme
Chronische Virushepatitis und ihre Behandlung mit Interferon alfa : mit 48 Tabellen / G.
Paumgartner ; G. Strohmeyer (Hrsg.). Geleitw. von F. Deinhardt. – Berlin ; Heidelberg ;
New York ; London ; Paris ; Tokyo ; Hong Kong ; Barcelona ; Budapest : Springer,
1991
NE: Paumgartner, Gustav [Hrsg.[

Druck: Druckhaus Beltz, 6944 Hemsbach
Buchb. Verarbeitung: J. Schäffer, 6718 Grünstadt
21/3140/543210 – Gedruckt auf säurefreiem Papier

Vorwort

Die Hepatitisforschung hat mit Hilfe der Molekularbiologie und Immunologie bedeutende Fortschritte erzielt, die zur Entdeckung von bisher fünf verschiedenen Virushepatitiden bei Menschen führten (Virushepatitis A–E). Davon können drei (B, C, D) in eine chronische Verlaufsform übergehen. Während die Diagnostik erheblich verbessert wurde, blieb die Therapie der akuten und chronischen Hepatitis unsicher. Nach wie vor kann der Verlauf der akuten Virushepatitis gleich welcher Genese medikamentös nicht wirksam beeinflußt werden. Nachdem kontrollierte Studien ergeben hatten, daß die Kortisontherapie die Prognose verschlechtern kann, befand sich die Therapie der chronischen Virushepatitis in einem Dilemma.

Etwa ab 1975 wurde über erste Behandlungserfolge mit menschlichem Interferon bei chronischer Virus-B-Hepatitis berichtet, die auf eine Hemmung der HBV-Replikation zurückgeführt wurde. Die Rezidiv- und Nebenwirkungsrate erschien zunächst als unvertretbar hoch, so daß verschiedene Interferone mit und ohne andere antivirale Substanzen, z.B. Adenin-Arabinosid, mit unterschiedlichem Erfolg getestet wurden. Erst mit der gentechnischen Produktion von Alfa-Interferon (IFN) konnten die Anwendungs- und Dosierungsprobleme besser gelöst werden. Die Verbesserung der virologisch-serologischen Methoden ermöglichte eine sichere Diagnostik und schärfere Indikationsstellung, so daß eine Reihe kontrollierter Therapiestudien durchgeführt wurden, die Aussagen zur Dosierung, Behandlungsdauer und Erfolgsaussichten zuließen. Dadurch erhielt die Therapieforschung der Virus-B-, -C-, und -D-Hepatitis mit Alfa-Interferon neue Impulse. Obwohl sich die Erfolgsrate (gemessen an der Konversion von HBsAG und HBV-DNS) durch eine höhere Dosis und längere Behandlung verbessern ließ, ist das Gesamtergebnis mit 30–40 % noch unbefriedigend. Auch die Nebenwirkungen sind nicht unbeträchtlich, so daß weitere Therapieverbesserungen notwendig sind.

Im Juni 1991 haben in München Hepatologen aus mehreren deutschen Kliniken ihre Untersuchungsergebnisse zur Epidemiologie, Pathogenese und Klinik vorgestellt und die Probleme der IFN-Therapie der chronischen Virushepatitis diskutiert. Der vorliegende Verhandlungsband enthält die dort vorgetragenen Referate. Die schnelle Drucklegung wurde durch die Zuverlässigkeit der Autoren und die gute Zusammenarbeit mit dem Springer-Verlag möglich. Dafür sei allen Beteiligten besonders gedankt. Die

Essex Pharma GmbH in München ermöglichte durch großzügige Unterstützung das Interferon-Symposium.

Düsseldorf, im Sommer 1991   G. STROHMEYER

Geleitwort

Auf kaum einem anderen Gebiet der Gastroenterologie hat sich in den letzten Jahren eine dermaßen stürmische Entwicklung vollzogen wie im Bereich der Erforschung der Hepatitis. Dieser rasche Fortschritt in der Hepatologie nach Jahren einer gewissen Stagnation betrifft sowohl die Diagnostik als auch die chirurgische und medikamentöse Therapie der Hepatitis.

Im Mittelpunkt der Entwicklung empfindlicher diagnostischer Methoden stand die Entdeckung der PCR (Polymerasekettenreaktion), die es möglich macht, Viren in einer so geringen Menge nachzuweisen, die bisher als unmöglich galt. Ein weiterer wichtiger diagnostischer Fortschritt war der positive Nachweis des Hepatitis-C-Virus und des Hepatitis-E-Virus aus der Gruppe der Hepatitis-Non-A-Non-B-Viren.

Auf dem Gebiet der chirurgischen Therapie ist vor allem die Lebertransplantation – sowohl im Akutstadium bei schweren Verlaufsformen als auch im Endstadium der chronischen Hepatitis – als bedeutender Fortschritt anzusehen.

Die Behandlung mit Interferon stellt einen Meilenstein der medikamentösen Therapie chronischer Hepatitiden dar. Diese erste kausale Therapie zeichnet sich bei sorgfältig selektierten Patienten durch hohe Responderraten aus und nimmt dadurch in der Behandlung der chronischen Hepatitis B und Non-A-Non-B einen herausragenden Platz ein.

München, im Sommer 1991 F. Deinhardt

Inhaltsverzeichnis

Mitarbeiterverzeichnis

BAUDITZ J., Dr. med., Medizinische Klinik und Poliklinik,
Universitätsklinikum Rudolf Virchow, Standort Charlottenburg, FUB,
Spandauer Damm 130, D-1000 Berlin 19

BAUMGARTEN R., Prof. Dr., Städtisches Krankenhaus, Prenzlauer Berg,
Fröbelstraße 15, O-1055 Berlin

BECHSTEIN W.-O., Dr. med., Chirurgische Klinik,
Universitätsklinikum Rudolf Virchow, Standort Charlottenburg, FUB,
Spandauer Damm 130, D-1000 Berlin 19

GERKEN G., PD Dr. med., I. Medizinische Klinik und Poliklinik,
Johannes Gutenberg-Universität Mainz, Langenbeckstraße 1,
D-6500 Mainz 1

HESS G., Prof. Dr. med., I. Medizinische Klinik und Poliklinik, Johannes
Gutenberg-Universität Mainz, Langenbeckstraße 1, D-6500 Mainz 1

HOPF U., Prof. Dr., Medizinische Klinik und Poliklinik,
Universitätsklinikum Rudolf Virchow, Standort Charlottenburg, FUB,
Spandauer Damm 130, D-1000 Berlin 19

HUHN D., Prof. Dr. med., Medizinische Klinik und Poliklinik,
Universitätsklinikum Rudolf Virchow, Standort Charlottenburg, FUB,
Spandauer Damm 130, D-1000 Berlin 19

JILG W., PD Dr. med., Max von Pettenkofer-Institut für Hygiene und
Medizinische Mikrobiologie, Universität München,
Pettenkofer-Straße 9, D-8000 München 2

KÖNIG V., Dr. med., Medizinische Klinik und Poliklinik,
Universitätsklinikum Rudolf Virchow, Standort Charlottenburg, FUB,
Spandauer Damm 130, D-1000 Berlin 19

KÜTHER S., Dr. med., Medizinische Klinik und Poliklinik,
Universitätsklinikum Rudolf Virchow, Standort Charlottenburg, FUB,
Spandauer Damm 130, D-1000 Berlin 19

LOBECK H., Dr. med., Institut für Pathologie,
Universitätsklinikum Rudolf Virchow, Standort Charlottenburg, FUB,
Spandauer Damm 130, D-1000 Berlin 19

MANNS M. P., Prof. Dr. med., I. Medizinische Klinik und Poliklinik,
Johannes Gutenberg-Universität Mainz, Langenbeckstraße 1,
D-6500 Mainz 1

MEYER ZUM BÜSCHENFELDE, K.-H., Prof. Dr. med., I. Medizinische
Klinik und Poliklinik, Johannes Gutenberg-Universität Mainz,
Langenbeckstraße 1, D-6500 Mainz 1

MÜLLER, R., Prof. Dr. med., Abteilung für Gastroenterologie
und Hepatologie, Zentrum Innere Medizin und Dermatologie,
Medizinische Hochschule Hannover, Postfach 61 01 80,
D-3000 Hannover 61

NEUHAUS, P., Prof. Dr. med., Chirurgische Klinik,
Universitätsklinikum Rudolf Virchow, Standort Charlottenburg, FUB,
Spandauer Damm 130, D-1000 Berlin 19

NEUHAUS, R., Dr. med., Chirurgische Klinik,
Universitätsklinikum Rudolf Virchow, Standort Charlottenburg, FUB,
Spandauer Damm 130, D-1000 Berlin 19

NIEDERAU C., PD Dr. med., Medizinische Klinik und Poliklinik,
Abteilung für Gastroenterologie, Heinrich-Heine-Universität
Düsseldorf, Moorenstraße 5, D-4000 Düsseldorf

NIEDERAU M., Dr. med., Medizinische Klinik und Poliklinik, Abteilung
für Gastroenterologie, Heinrich-Heine-Universität Düsseldorf,
Moorenstraße 5, D-4000 Düsseldorf

PAPE G. R., Prof. Dr. med., Medizinische Klinik II, Klinikum
Großhadern, Universität München, Marchioninistraße 15,
D-8000 München 70

ROGGENDORF, M., Prof. Dr. med., Universitätsklinikum Essen,
Robert-Koch-Haus, Institut für Medizinische Virologie,
Gesamthochschule Essen, Hufelandstraße 55, D-4300 Essen 1

STEFFEN, R., PD Dr. med., Chirurgische Klinik,
Universitätsklinikum Rudolf Virchow, Standort Charlottenburg, FUB,
Spandauer Damm 130, D-1000 Berlin 19

STREMMEL, W., Prof. Dr. med., Medizinische Klinik und Poliklinik,
Abt. für Gastroenterologie, Heinrich-Heine-Universität Düsseldorf,
Moorenstraße 5, D-4000 Düsseldorf

STROHMEYER G., Prof. Dr. med., Medizinische Klinik und Poliklinik,
Abteilung für Gastroenterologie, Heinrich-Heine-Universität,
Moorenstraße 5, D-4000 Düsseldorf

ZACHOVAL R., Dr. med., Medizinische Klinik II, Klinikum Großhadern,
Universität München, Marchioninistraße 15, D-8000 München

Epidemiologie und Klinik der Hepatitis-B-Virus(HBV)-Infektion

G. Gerken und K.-H. Meyer zum Büschenfelde

Epidemiologie

Akute und chronische Hepatitis-B-Virus-(HBV)-Infektionen stellen weltweit ein großes medizinisches Problem dar. So werden über 300 Millionen chronischer HBsAg-Träger geschätzt. Über 250.000 Personen sterben jährlich an den Folgen Hepatitis-B-virusassoziierter akuter und chronischer Lebererkrankungen (Maynard, 1990). Das Vorkommen der Hepatitis B ist weltweit unterschiedlich. So gibt es Gebiete mit hoher Endemie mit einer Trägerrate von 7–20 %, wie z. B. große Teile Asiens, Afrikas und Lateinamerikas, Gebiete mit mittlerer Endemie mit einer Trägerrate von 2–7 %, wie z. B. Mittlerer Osten und Süd- und Osteuropa, und Gebiete mit geringer Endemie und einer Trägerrate von weniger als 2 %, z. B. Nordamerika, Westeuropa, Australien, Neuseeland und Teile Südamerikas (Margolis et al., 1991). Auch die Subtypen verteilen sich unterschiedlich, wobei der Subtyp adr vorwiegend in Asien verbreitet ist, während der Subtyp ayw und adw in Europa, Nordamerika und Afrika dominiert. In Europa gehört die Hepatitis-B-Virusinfektion ebenfalls zu den wichtigsten Viruserkrankungen des Menschen. So wird allein in Deutschland mit über 20.000 Neuinfektionen pro Jahr gerechnet, wobei die Dunkelziffer eher zwischen 80–100.000 Fällen liegt (Lange und Mashisi, 1987). Darüberhinaus stellt die Hepatitis-B-Virusinfektion infolge der zunehmenden weltweiten Touristik- und Berufsströme sowie bei der Abklärung erhöhter Transaminasen ein häufiges differentialdiagnostisches Problem dar.

Hepatitis-B-Risikogruppen

Die Hepatitis B stellt bekanntermaßen ein Risiko für Krankenhaus-, Praxis- und Laborpersonal dar (Tabelle 1). Zu den Risikogruppen gehören weiterhin immunsupprimierte Patienten, z. B. nach Chemotherapie, nach Nierentransplantationen, Hämodialyse-Patienten oder solche, die ständig Blutprodukte benötigen. Hierbei sind nicht nur Ärzte und Krankenschwestern, sondern auch die Angehörigen einem besonderen Infektionsrisiko ausgesetzt. Ferner ist bekannt, daß geistig behinderte Heiminsassen häufiger mit dem Hepatitis-B-Virus infiziert sind. Eine bedeutende Rolle bei der Übertragung der

Tabelle 1. Prävalenz der Hepatitis B Risikogruppen

● Drogenabhängige (I.V.)	25–35%
● Bluttransfusionen	<2%
● heterosexuelle Männer	20–25%
● homosexuelle Männer	10–15%
● medizinisches Personal	2–3%
● Hämodialyse-Patienten	>1%
● häusl. Kontaktpersonen	5%
● kein Risikofaktor	30%

Hepatitis B spielen Promiskuität und Drogenabhängigkeit. Drogenabhängige sind durch das gemeinsame Benutzen von Nadeln und Spritzen gefährdet. Bisexuelle männliche Homosexuelle sowie männliche und weibliche Prostituierte gehören ebenfalls zu den Hochrisikogruppen.

Seit der Einführung der Hepatitis-B-Plasmavakzine im Jahre 1982 hat sich die Epidemiologie der HBV-Infektion verändert (Tabelle 2). Während sich insgesamt das Auftreten der Hepatitis B nicht vermindert hat, so haben sich doch in den einzelnen Risikogruppen Verschiebungen ergeben (Alter et al., 1990). So hat in der Gruppe der Homosexuellen die HBV-Durchseuchung deutlich abgenommen, wohingegen das Auftreten von Hepatitis-B-Fällen in der Gruppe der Drogenabhängigen und Heterosexuellen mit häufig wechselndem Partner deutlich zugenommen hat.

Tabelle 2. Epidemiologie der Hepatitis B in USA (MMWR 1988; *37:* 429)

	1982	1985
Homosexuelle	21%	9%
Drogenabhängige	15%	27%
Heterosexuelle	18%	24%
Berufsbedingte Fälle	5%	1%
Unbekannt	36%	32%

Übertragungswege

Das Erregerreservoir für das Hepatitis-B-Virus ist der Mensch. Als hochinfektiös haben sich Blut, Plasma, Serum oder Blutprodukte erwiesen. Das Virus kann jedoch auch in Speichel, Sperma, Muttermilch, serösen Exudaten und anderen Körpersekreten nachgewiesen werden. Hauptsächlich wird die Virusinfektion parenteral oder durch sexuellen Kontakt übertragen. Die direkte perkutane Inokulation von infektiösem Material gehört zu den häufigsten Übertragungswegen. Die unbemerkte perkutane Inokulation ist ebenfalls bedeutsam, weil kleinere Hautabschürfungen und Schleimhautverletzungen oft nicht bemerkt werden und so infektiöses Material durch kontaminierte Gegenstände übertragen werden kann. Ansteckung durch engen körperlichen Kontakt spielt z. B. in Gemeinschaftsunterkünften sowie in Familien von HBsAg-Trägern eine wichtige Rolle, wobei das Virus durch Speichel, Sekret oder Blut übertragen wird.

Vertikale Übertragung

Die Übertragung der Hepatitis B von einer infizierten Mutter auf ihr Kind spielt vor allem in Afrika und Asien eine große Rolle (Gerken u. Meyer zum Büschenfelde, 1991). Während im ersten oder zweiten Trimester die maternofetale Übertragung relativ selten vonstatten geht, haben Frauen mit einer akuten Hepatitis B im dritten Trimenon oder unmittelbar vor der Geburt eine bis zu 80%ige Wahrscheinlichkeit, das Virus auf das Neugeborene zu übertragen. Gleichermaßen können auch Mütter, die chronische HBsAg-Träger sind, eine bedeutende Quelle für die vertikale Transmission sein. Das Hepatitis-B-Virus kann durch verschiedene Wege auf das Kind übertragen werden: in utero, subpartu oder transkolostral. Das Infektionsrisiko für den Föten liegt bei 90 %, wenn Marker der Virusreplikation, wie HBeAg und HBV-DNS bei der Mutter vorhanden sind. In diesem Fall werden mehr als 85 % der Kinder zu chronischen HBsAg-Trägern mit allen Folgekomplikationen, einschließlich des primären Leberzellkarzinoms. Das Risiko der perinatalen Infektion für Kinder von HBeAg-negativen Müttern variiert von 10–40 %. Die chronische Trägerrate für diese Gruppen liegt bei 40–70 %. Die vertikale Transmission stellt somit bei der Hepatitis-B-Virusinfektion einen Circulus vitiosus dar. Mehr als die Hälfte der männlichen Nachkommen versterben durch Leberversagen oder an hepatozellulären Karzinom. Demgegenüber entwickeln die weiblichen Nachkommen einen milderen Verlauf, so daß eine größere Anzahl ins gebärfähige Alter als chronische HBV-Träger übertritt. Somit ist die Früherkennung eines HBsAg-Trägerstatus bei Schwangeren wichtig, da nur durch aktive und passive Immunprophylaxe beim Neugeborenen eine konsequente Prävention betrieben werden kann.

Klinik und Verlauf der akuten Hepatitis B

Das Spektrum der akuten Hepatitis B reicht von einem subklinischen asymptomatischen Verlauf ohne Gelbsucht über die klassische akute Hepatitis mit Gelbsucht bis zu 1 % fulminanten, oft fatalen Verläufen (Hoofnagle et al., 1986). Während im Erwachsenenalter die akute Hepatitis B in 85–90 % ausheilt, entwickelt sich im Säuglings- und Kleinkindalter in bis zu 90 % ein chronischer HBsAg-Trägerstatus. Nach einer Inkubationszeit von 40–180 Tagen tritt zunächst ein ca. einwöchiges Prodromalsyndrom mit Fieber, Abgeschlagenheit, Müdigkeit, Appetitlosigkeit, Übelkeit, Erbrechen, Diarrhöen und Anomalien des Geruchs- und Geschmackssinn auf. Zusätzlich liegen oft symmetrisch verteilte Arthralgien vor. Mit dem Einsetzen der ikterischen Phase sistieren die meisten prodromalen Symptome. Die Gelbsucht erreicht ihren Höhepunkt zwischen der 1. und 2. Woche und nimmt dann kontinuierlich ab. Klinische Leitsymptome stellen Hepatomegalie, Splenomegalie, regionale Lymphadenopathie und Arthralgien dar. Die vollständige klinische Rekonvalenszenz kann 3–6 Monate dauern. In dieser Phase kommt es eher selten zu Rückfällen. Besondere klinische Verlaufsformen der akuten Hepatitis B stellen die cholestatische, fulminante, subakute, rezidivierende oder protrahierte Form dar.

Die fulminante Hepatitis B, die bei weniger als 1 % der Patienten sich innerhalb von 1–4 Wochen nach Krankheitsbeginn entwickeln kann, führt nach wenigen Tagen zu einem schweren Ikterus, einem dramatischen Abfall der initial sehr stark erhöhten Transaminasen verbunden mit gleichzeitigem Abfall der Gerinnungsfaktoren und der Syntheseparameter der Leber. Häufig weisen diese Patienten eine Superinfektion der akuten Hepatitis B mit dem Deltavirus auf.

Klinik und Verlauf der chronischen Hepatitis B

Das klinische Spektrum der chronischen Hepatitis B reicht vom asymptomatischen HBsAg-Träger über die chronisch persistierende Hepatitis zur chronisch aktiven Hepatitis, die als progrediente Erkrankung oft mit einer Zirrhose oder einem primären Leberzellkarzinom endet. Für die Entwicklung eines chronischen HBsAg-Trägerstatus sind Zeitpunkt und Ausbruch der akuten Erkrankung, Alter, Geschlecht und Immunstatus von großer Bedeutung (McMahon et al., 1985).

Klinisch weisen die Patienten oft extrahepatische Manifestationen wie Polyarthralgien, Polyarthritiden, seltener Vaskulitis, Panarteriitis nodosa sowie Glomerulonephritis auf. Das Endstadium einer chronisch aktiven Hepatitis B ist die Leberzirrhose mit ihren Komplikationen, wie portale Hypertension, Aszites, Ösophagusvarizen, gastrointestinale Blutungen, hepatische Enzephalopathie und hepatorenales Syndrom

Hepatitis-B-Assoziiertes primäres Leberzellkarzinom

Eine der klinischen Folgekomplikationen im Endstadium einer persistierenden Hepatitis-B-Virusinfektion ist die Entwicklung eines primären Leberzellkarzinoms (Bréchot, 1987). Es ist der vierthäufigste Tumor beim Menschen und der siebthäufigste Tumor bei Männern. Es werden ca. 250.000 Leberzellkarzinome pro Jahr diagnostiziert, wobei der natürliche Verlauf fatal und ohne effektive Therapie ist (Beasley et al., 1981). Die Rolle des Hepatitis-B-Virus bei der Entstehung des hepatozellulären Karzinoms wird von verschiedenen Befunden abgeleitet:

1. von der direkten Korrelation zwischen der geographischen Verteilung der chronischen HBsAG-Träger und der Inzidenz von Leberzellkarzinomen,
2. von der Häufigkeit des Leberzellkarzinoms bei Familien mit Hepatitis B Virusträgern,
3. von dem immunhistologischen Nachweis von HBsAg und HBcAg in Lebertumoren und im umgebenden Lebergewebe,
4. von dem Nachweis der Integration von HBV-DNS-Sequenzen in das Genom von Tumorzellen, wodurch die maligne Transformation der Leberzelle initiiert werden kann und
5. von dem tierexperimentellen Kausalzusammenhang zwischen HBV und Leberzellkarzinom bei der Hepadnavirusfamilie.

Sonderformen der chronischen Hepatitis B

Im natürlichen Verlauf der chronischen Hepatitis B liegt die spontane jährliche Eliminationsrate bei 10–15 %. Ein asymptomatischer chronischer HBsAg-Trägerstatus ist gekennzeichnet durch fehlende Replikationsmarker, eine Serokonversion von HBeAg zu anti-HBe, eine weitgehend normale Leberhistologie und normale Transaminasen. Andererseits kann eine persistierende chronische Hepatitis B durch verschiedene Umstände verschlimmert werden (Tabelle 3).

Die Serokonversion vom replikativen HBeAg-positiven Trägerstatus zum nicht-replikativen anti-HBe-positiven Trägerstatus geht meist mit einem akuten Hepatitis-Schub einher. Der Nachweis der HBV-DNS wird bei der Serokonversion im allgemeinen negativ. Histologisch geht die lobuläre Hepatitis in eine chronisch persistierende inaktive Hepatitis über. Der Nachweis von Brückennekrosen veschwindet, während eine Zirrhose oft evident wird. Das serologische Profil der Serokonversion ist besonders deshalb von Bedeutung, weil dies bei einer therapeutischen Intervention durch die immunmodulatorische Wirkung von Interferonen induziert wird. Dadurch kann die Serokonversionsrate bei der chronischen Hepatitis B auf etwa 40–50 % gesteigert werden.

Tabelle 3. Exacerbation der chronischen Hepatitis B

– Serokonversion:	HBeAg → anti HBe
	TA ↑ , HBV-DNA ↓
– Reaktivierung:	HBV-DNA ↑
– Superinfektion:	TA ↑ , HBV-DNA ↓
	IgM-anti-HAV,
	anti-Delta,
	anti-HCV

TA = Transaminasen

Ein weiterer Grund für die Exazerbation einer chronischen Hepatitis B kann eine Reaktivierung der Grunderkrankung sein. Dies tritt besonders bei immunsupprimierten Patienten oder nach einer chemotherapeutischen Behandlung auf. Hierbei kommt es zu einem abrupten Anstieg der HBV-DNS mit einem akuten hepatitischen Schub. Oft kann diese Reaktivierung dann in einen fulminanten Verlauf mit deletärem Ausgang übergehen.

Eine chronische Hepatitis B kann durch eine virale Zweitinfektion kompliziert werden. Diese wird an einem negativen Befund der HBV-DNS bei Erhöhung der Transaminasen erkannt, wobei zusätzlich z.B. eine akute Hepatitis A oder Hepatitis C vorliegt. Besonders zu erwähnen ist in diesem Zusammenhang die Superinfektion mit dem Deltavirus (Gerken u. Meyer zum Büschenfelde, 1991). Das Deltavirus ist ein pathogenes RNA-Virus, das das Hepatitis-B-Virus zur eigenen Vermehrung benötigt. Delta-Infektionen können nicht nur akute oder chronische Hepatitiden versursachen, sondern führen auch häufig zu einer raschen Progredienz mit Übergang in Leberzirrhose und Leberversagen. Kennzeichnend ist das Fehlen der HBV-DNA, ein Nachweis des Hepatitis-Deltaantigens in der Leber sowie der HDV-RNA und IgM-anti-Delta im Serum. Bis etwa 20 % kann die chronische Delta-Hepatitis auch mit Autoimmunphänomenen wie IgG-Erhöhung und Auto-antikörpernachweis einhergehen.

Hepatitis-B-Virus-Varianten

In jüngster Zeit konnte eine weitere Sonderform der chronischen anti-HBe-positiven Hepatitis B mit Nachweis von HBV-DNS identifiziert werden. Diese Gruppe ist durch eine rasche Progression, durch eine niedrige Spontanremission und das Vorkommen von sogenannten Prä-core-Mutanten gekennzeichnet (Carman et al., 1989). Besonders in den Mittelmeerländern wie Süditalien und Griechenland wurden solche HBeAg-minus-Varianten des Hepatitis-B-Virus erstmals nachgewiesen. Klinische Verläufe zeigen, daß solche HBV-Varianten einen besonderen Risikofaktor für schwere und fulminante Hepatitiden darstellen.

Tabelle 4. HBV-Varianten bei der chronischen Hepatitis

1. Nicht-klassifizierte Varianten
   HBsAg-negativ: Wands, 1986
   HBsAg-positiv: Coursaget, 1988
2. S-Genvarianten
   HBsAg-Neg.-m-RIA-positiv: Brechot, 1988
   HBsAg-Mutanten trotz Vakzinierung: Carman, 1989
3. C-Genvarianten
   präC Stop-codon-Mutanten
   (Carman; Brunetto; Trepo, 1990)
   Insertionsmutanten: Vyas, 1990; Brechot, 1991
4. PräS-Genvarianten
   Gerken, 1991

Neben den Prä-core-Mutanten werden auch Variationen in anderen Genregionen nachgewiesen (Tabelle 4). Bei geimpften Patienten fanden sich sogenannte „escape-Mutanten" (Carman et al., 1990). Das besondere an dieser Mutante im S-Genbereich liegt darin, daß eine Domäne zwischen Aminosäure 124 und 147 durch einen einzigen Aminosäureaustausch in ihrer Konformation so verändert ist, daß die gruppenspezifische a-Determinante verloren geht. Somit sind die mit dieser HBV-Mutation behafteten Patienten nicht mehr durch neutralisierende Antikörper, wie sie z. B. in herkömmlichen Impfstoffen vorhanden sind, geschützt. Das betrifft auch Patienten nach Lebertransplantation, die trotz passiver Immunisierung mit Gruppe a-spezifischen Antikörpern vor einer Reinfektion mit „escape-Mutanten" nicht geschützt sind.

Aus unserer eigenen Arbeitsgruppe konnten darüberhinaus jüngst Deletionsmutanten des Hepatitis-B-Virus in der Prä-S-Region bei einem Patienten mit besonders rascher Entwicklung eines HBV-assoziierten Leberzellkarzinoms identifiziert werden (Gerken et al., 1991). Die Bedeutung der Prä-S-Region liegt in ihrer hohen Immunogenität, ihrer Rolle bei der Virusverpackung, ihrer besonderen Funktion bei der Anheftung des Hepatitis-B-Virus an die Wirtzelle und als transaktivierender Faktor für die Iniziierung einer Zelltransformation im Rahmen der Hepatokarzinogenese.

Ausblick

Durch die modernen diagnostischen Möglichkeiten der Immunologie und Molekularbiologie hat sich unser Wissen über die Epidemiologie und den klinischen Verlauf der HBV-Infektion in den letzten Jahren entscheidend verbessert. Die Fortschritte stellen die Grundlage nicht nur zum besseren Verständnis der Pathogenese der Erkrankung dar, sondern auch zur Entwicklung neuer therapeutischer Konzepte, in deren Mittelpunkt die Interferon-Behandlung steht.

Literatur

1. Alter MJ, Hadler SC, Margolis HS et al. (1990) The changing epidemiology of hepatitis B in the United States. JAMA 263: 1218–1222
2. Beasley RP, Huang LY, Lin CC et al. (1981) Hepatocellular carcinoma and hepatitis B virus. Lancet ii: 1129–1137
3. Bréchot C (1987) Hepatitis B virus and hepatocellular carcinoma. J. Hepatol 4: 266–279
4. Carman WF, Jacyna MR, Hadziyannis S et al. (1989) Mutations preventing formation of hepatitis B e antigen in patients with chronic hepatitis B infection. Lancet 335: 588–591
5. Carman WF, Zanetti AP, Karayannis P et al. (1990) Vaccine-induced escape mutant of hepatitis B virus. Lancet 336: 325–329

6. Gerken G, Meyer zum Büschenfelde KH (1991) Hepatitis B Virusinfektion und Schwangerschaft. Diagnostisches Screening und Immunoprophylaxe. Gynäkologe 24: 125–128
7. Gerken G, Meyer zum Büschenfelde KH (1991) Chronic delta virus (HDV) infection. Hepatogastroenterology 38: 29–32
8. Gerken G, Kremsdorf D, Manns M et al. (1991) Hepatitis B defective virus with rearrangements in the pre S gene during chronic HBV infection. Virology 183: 555–565
9. Hoofnagle JH, Schaffer DF (1986) Serologic markers of hepatitis B virus infection. Sem. Liver Dis. 6: 1–10
10. Lange W, Mashisi KN (1987) Epidemiology and economic importance of hepatitis B in the Federal Republic of Germany. Postgrad. med. J. 63 (Suppl 2) 21: 26–29
11. Margolis HS, Alter MJ, Hadler St.C (1991) Hepatitis B: Evolving Epidemiology and implications for control. Sem. Liver Dis. 11: 84–92
12. Maynard JE (1990) Hepatitis B: global importance and need for control. Vaccine 8 (Suppl.) 18–20
13. McMahon BJ, Ahward WJM, Hall DB et al. (1985) Acute hepatitis B virus infection. Relation of age to the clinical expression of disease and subsequent development of the carrier state. J. Infect. Dis. 151: 599–603

Serologische Diagnostik der Hepatitis B

W. Jilg

Einleitung

Für keine andere Virusinfektion verfügen wir über eine so umfangreiche serologische Diagnostik wie für die Hepatitis B. Die Bestimmung der verschiedenen diagnostischen Marker erlaubt nicht nur die Differenzierung zwischen akuter, chronischer und abgelaufener Hepatitis-B-Infektion, sondern kann auch Hinweise auf die Art einer eventuell vorliegenden chronischen Infektion – gesundes Trägertum, chronisch persistierende oder chronisch aktive Infektion – geben und gestattet darüberhinaus eine Abschätzung des Infektiositätsgrades eines chronischen Virusträgers. Eine einzige Serumprobe ist im allgemeinen für eine eindeutige Diagnose ausreichend. Zur Bestimmung der einzelnen Marker stehen eine Reihe von kommerziell erhältlichen hochempfindlichen immunologischen Tests zur Verfügung; in der Mehrzahl handelt es sich dabei um Radioimmuntests oder Enzymimmuntests, aber auch Fluoreszenz- und Lumineszenzassays kommen zunehmend zum Einsatz. Während diese Tests schon seit längerer Zeit Eingang in die Routinediagnostik gefunden haben, sind die neuen Methoden des Nachweises der viralen Nukleinsäure – die Hybridisierung und die Polymerasekettenreaktion – wegen verschiedener technischer Schwierigkeiten noch wenigen Speziallabors vorbehalten. Aufgrund der enormen Bedeutung dieser neuen Verfahren werden sie aber zweifellos in absehbarer Zeit ebenfalls routinemäßig zum Einsatz kommen und sollen daher hier ausführlicher besprochen werden.

Mit immunologischen Methoden erfaßbare Marker einer Hepatitis-B-Infektion

Fast alle bisher bekannten Bestandteile des Hepatitis-B-Virus bzw. Antikörper gegen diese Strukturen werden zur Diagnostik herangezogen (Abb. 1). Für die routinemäßige Untersuchung im Serum haben sich die Bestimmung der viralen Antigene HBsAg und HBeAg sowie der Antikörper Anti-HBs, Anti-HBe und Anti-HBc (IgG und IgM) durchgesetzt (Tabelle 1).

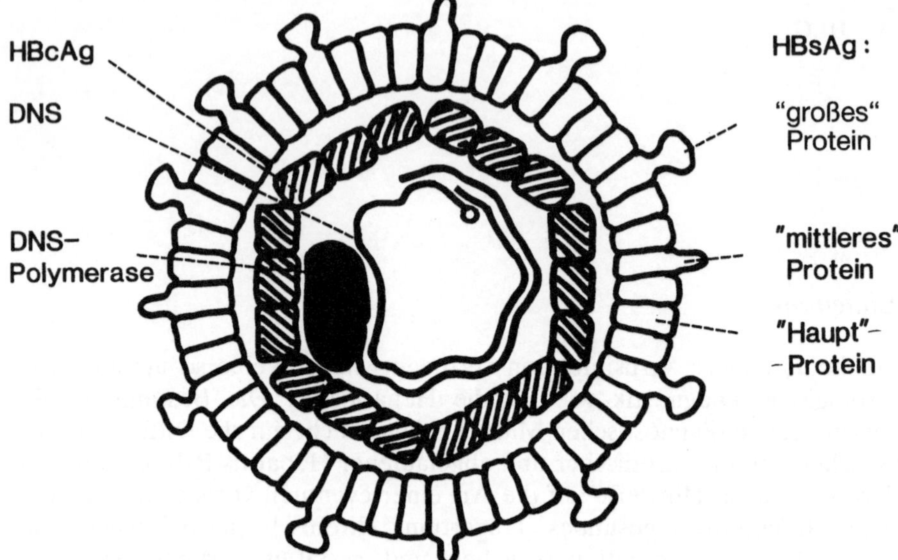

Abb. 1. Schematische Darstellung des Hepatitis-B-Virus. „Großes" Protein = Prä-S-1-Protein; „mittleres" Protein = Prä-S-2-Protein.

Tabelle 1. Routinemäßig erfaßbare diagnostische Marker einer Infektion mit Hepatitis-B-Virus und ihre klinische Bedeutung

Marker	Definition	Bedeutung
HBsAg	Oberflächenprotein des HBV	akute oder chronische Hepatitis-B-Infektion
HBeAg	sezernierte und modifizierte Form des Kernantigens (HBcAg)	Infektiositätsmarker: Hinweis auf hohe Infektiosität
Anti-HBs	Antikörper gegen HBsAg	abgelaufene Hepatitis B (in Verbindung mit Anti-HBc); Immunität (einziger Antikörper nach Hepatitis-B-Impfung)
Anti-HBc	Antikörper gegen HBcAg (IgG und IgM)	Durchseuchungsmarker; positiv nach HBV-Kontakt (akute, chronische, abgelaufene Hepatitis B)
Anti-HBc-IgM	IgM-Antikörper gegen HBcAg	in hohen Titern beweisend für akute Hepatitis-B-Infektion
Anti-HBe	Antikörper gegen HBeAg	löst HBeAg ab; spricht für geringere oder fehlende Infektiosität

Das Oberflächenantigen (HBsAg) und HBsAg-spezifische Antikörper (Anti-HBs)

Das Hauptoberflächenantigen des Hepatitis-B-Virus, das HBsAg, das im Serum bestimmt werden kann, weist auf die Anwesenheit viraler Desoxyribonukleinsäure (DNS) in der Leber hin und ist bei akuten und chronischen

Hepatitis-B-Virus-Infektionen nachweisbar. Sein Fehlen schließt allerdings eine frische oder chronische Infektion nicht vollständig aus, da etwa 5 % aller akuten Hepatitis-B-Infektionen ohne nachweisbares HBsAg ablaufen (Gerlich et al. 1980). HBsAg ist bereits mehrere Tage – und gelegentlich Wochen – vor Ausbruch der klinischen Symptomatik vorhanden, erreicht mit dem Auftreten der typischen Symptome seine höchste Konzentration und fällt dann allmählich wieder ab, um in der Mehrzahl der Fälle 4–8 Wochen später zu verschwinden. Das Persistieren von HBsAg für mehr als 6 Monate nach Beginn der Erkrankung gilt als Beweis für die Chronifizierung der Infektion. Alle HBsAg-Träger müssen als potentiell infektiös angesehen werden.

Neben dem HBsAg kommen auf intakten Viruspartikeln noch zwei weitere Komponenten in geringerer Konzentration vor. Dem für das HBsAg kodierenden Gen, dem S-Gen, sind auf dem Virusgenom die Prä-S1- und Prä-S2-Regionen vorgeschaltet. Sie kodieren zusammen mit dem S-Gen für zwei weitere Proteine, das sogenannte „mittlere" oder Prä-S2-Protein und das „große" oder Prä-S1-Protein. Diese Proteine werden in wesentlich geringerer Menge als HBsAg synthetisiert und machen nur etwa 10 % des Virushüllproteins aus. Für die Routinediagnostik hat sich die Bestimmung dieser Marker allerdings ebensowenig durchsetzen können wie die Bestimmung von Antikörpern gegen diese Strukturen (Gerken et al. 1991).

Bei einem normalen Verlauf der Erkrankung verschwindet das HBsAg nach einigen Wochen aus dem Serum; kurze Zeit später erscheinen Antikörper gegen dieses Virusbestandteil (Anti-HBs). Das Auftreten von Anti-HBs signalisiert in Verbindung mit dem Verschwinden von HBsAg die Eliminierung des Virus aus der Leber und das Ende der Infektiosität; es besteht nun Immunität gegen Hepatitis B. Der Antikörper persistiert in den meisten Fällen lebenslang. Anti-HBs wird auch als einziger mit Routinemethoden erfaßbarer Antikörper nach erfolgreicher Impfung gegen Hepatitis B gebildet.

Antikörper gegen das „Core"-Antigen:
Anti-HBc der Klasse IgG und IgM

Das „Core"-Antigen (Kern-Antigen, HBcAg) des HBV findet sich in der infizierten Leberzelle, kommt aber frei im Serum nicht vor. Für die Routinediagnostik spielt es daher keine Rolle; eine umso größere Bedeutung haben aber gegen HBcAg gebildete Antikörper (Anti-HBc). Diese Antikörper sind bereits bei Ausbruch der klinischen Erscheinungen vorhanden. Anti-HBc der IgG-Klasse ist der beste Marker, um einen Kontakt mit dem Hepatitis-B-Virus nachzuweisen. Es findet sich bei akuten, chronischen und abgelaufenen Infektionen und ist daher besonders wichtig als Durchseuchungsmarker für epidemiologische Untersuchungen. Bestimmung von Anti-HBc-IgG ist daher auch die Untersuchung der Wahl vor einer geplanten Hepatitis-B-Impfung. Zur weiteren Differenzierung einer Hepatitis-B-Virus-Infektion ist die selektive Bestimmung von Anti-„Core"-Antikörpern der Klasse IgM (Anti-HBc-IgM) von großer Bedeutung. Anti-HBc-IgM ist zu Beginn der Erkrankung in hohen Titern vorhanden und fällt im normalen Verlauf einer Hepatitis B innerhalb von Wochen auf nicht nachweisbare Werte ab. Anti-HBc-IgM kann allerdings auch bei chronischen Verläufen – in erster Linie chronisch aktiven Infektionen – in niedrigen bis mäßig hohen Titern gefunden werden; es scheint hier mit der Aktivität des infektiösen Prozesses in der Leber zu korrelieren und auf das Vorhandensein von intaktem, d.h. infektiösem Virus im Blut hinzuweisen (Roggendorf et al. 1981).

Das HBeAg/Anti-HBe-System

Das HBe-Antigen entsteht aus einer ins Plasma sezernierten, um die sogenannte Prä-Core-Sequenz verlängerten Form des HBc-Antigens durch begrenzte Proteolyse. Es ist während einer akuten Infektion für einige Zeit (Tage bis Wochen) im Serum nachweisbar und wird von den entsprechenden Antikörpern (Anti-HBe) abgelöst, die meist für mehrere Jahre persistieren. Bei chronischen Infektionen kann HBeAg nachweisbar bleiben, gehäuft bei chronisch aktiven Hepatitiden. HBeAg korreliert in hohem Maße mit dem Vorhandensein von infektiösem Virus in der Zirkulation, während die Anwesenheit von Anti-HBe im Serum für fehlende oder nur geringe Virusreplikation spricht. Das HBeAg/Anti-HBe-System ist daher immer noch der wichtigste mit Routinemethoden erfaßbare Marker zur Beurteilung der Infektiosität chronischer HBsAg-Träger.

Die serologische Diagnose einer Hepatitis-B-Infektion

Für eine rationelle Diagnostik einer Hepatitis-B-Infektion empfiehlt sich initial die Bestimmung von HBsAg, Anti-HBs und Anti-HBc. Mit Hilfe dieser Parameter lassen sich eine akute, chronische oder abgelaufene Hepatitis B sicher nachweisen. Die serologische Konstellation einer akuten Hepatitis B ist beim Einsatz dieser Marker allerdings identisch mit der einer chronischen Hepatitis-B-Infektion. Falls aufgrund der klinischen Daten keine Entscheidung zu treffen ist, empfiehlt sich eine Bestimmung des Anti-HBc-IgM. Ein hochpositiver Test spricht für eine akute Hepatitis B, ein negativer Befund schließt eine frische Erkrankung aus und weist auf eine chronische Infektion hin. Einen weiteren Hinweis darauf, wie akut das vorliegende Geschehen ist, kann auch die Bestimmung des Anti-HBe liefern. Dieser Antikörper erscheint erst einige Wochen nach Beginn der Erkrankung; sein Nachweis spricht gegen das Vorliegen einer Hepatitis B im akuten Stadium.

Eine chronische Hepatitis-B-Infektion liegt definitionsgemäß dann vor, wenn das HBsAg mehr als 6 Monate im Serum persistiert. Die Art der chronischen Infektion – chronisches Trägertum bei gesunder Leber, persi-

Tabelle 2. Serologische Befunde im Verlauf einer Hepatitis B-Infektion

	HBsAg	Anti-HBs	Anti-HBc	Anti-HBc IgM	HBeAg	Anti-HBe	HBV-DNS
Inkubations-phase	+	–	–	–	–(+)	–	–(+)
akute HBV Infektion	+	–	+	+	+	–	+
abgelaufene HBV-Infektion	–	+	+	–	–	+/–	–
Gesunder chronischer Träger	+	–	+	–	–(+)	+(–)	–(+)
persistierende Hepatitis	+	–	+	–(+)	–/+	+/–	–/+
Chron. aktive Hepatitis	+	–	+	+/–	+/–	–/+	+(–)

(): seltene Befunde

stierende oder chronisch aktive Hepatitis B – kann eindeutig nur histologisch diagnostiziert werden; die Serologie kann hier lediglich orientierende Hinweise geben. Die wichtigsten serologischen Konstellationen sind in Tabelle 2 dargestellt.

Von besonderer Bedeutung, sowohl für den Patienten als auch für seine Umgebung, ist die Beurteilung seiner Infektiosität. Wichtigster routinemäßig erfaßbarer Serummarker ist hier das HBe-Antigen; Nachweis von HBeAg spricht für hochgradige Infektiosität, Vorhandensein von Anti-HBe bei Fehlen des HBeAg geht meist mit geringgradiger bis fehlender Infektiosität einher.

Die Bedeutung von HBV-DNS als direkter Virusmarker

Keiner der routinemäßig erfaßbaren oben erwähnten diagnostischen Parameter erlaubt einen direkten Virusnachweis; die dazu früher häufig verwendete Bestimmung der DNS-Polymerase des Hepatitis-B-Virus ist methodisch verhältnismäßig aufwendig und besitzt nur eine geringe Sensitivität. Erst die Möglichkeit, die Desoxyribonukleinsäure (DNS) des Virus direkt zu bestimmen, eröffnete einen neuen und hochempfindlichen Weg eines direkten Virusnachweises.

Zwei verschiedene Möglichkeiten stehen uns zum Nachweis der viralen Nukleinsäure heute zur Verfügung: einmal die seit mehreren Jahren auch für die Routinediagnostik etablierte direkte DNS-Hybridisierung mittels des „dot-blot"- oder „slot-blot"-Verfahrens (Zyzik et al. 1986), das mit Hilfe spezifischer radioaktiv oder nichtradioaktiv markierter Gensonden durchgeführt wird, und neuerdings die hochsensitive Methode der Polymerasekettenreaktion (PCR) (Saiki et al. 1988; Larzul et al. 1988; Sumazaki et al. 1989).

Dabei wird die in einer Probe vorliegende DNS vor dem Nachweis durch Hybridisierung mit Hilfe eines speziellen bakteriellen Enzyms, der Polymerase des thermophilen Bakteriums Thermus aquaticus (Taq-Polymerase), und unter Verwendung kurzer Oligonukleotide, der sogenannten Primer, vermehrt („amplifiziert"). Die Notwendigkeit der Verwendung einer weiteren Methode neben der konventionellen Hybridisierung geht aus dem Vergleich der Empfindlichkeiten beider Verfahren hervor. Die untere Nachweisgrenze der direkten Hybridisierung liegt bei 10^4–10^5 Molekülen DNS pro Ansatz; mit den üblichen Testkonfigurationen (Einsatz von 100 µl Serum pro Ansatz) sind demnach DNS-Konzentrationen unter 10^5-10^6 Molekülen pro ml nicht mehr sicher erfaßbar. Selbst wenn nicht alle HBV-DNS enthaltenden Partikel infektiös sind, stellt diese Zahl doch ein beachtliches Potential an Infektiosität dar, das nicht mehr nachgewiesen werden kann. Die Polymerasekettenreaktion gestattet dagegen zumindest theoretisch die Bestimmung eines einzigen Moleküls pro Ansatz – in der Praxis von einigen wenigen Molekülen – und besitzt damit eine ungleich höhere Empfindlichkeit; sie ist die empfindlichste DNS-Nachweismethode überhaupt.

Der Einsatz von Methoden zur DNS-Bestimmung im Rahmen einer Hepatitis-B-Infektion ist im wesentlichen in drei Fällen von Bedeutung: einmal zur Beurteilung der Infektiosität eines Virusträgers, zum zweiten zur Aufklärung serologisch nicht eindeutiger Befundkonstellationen und schließlich zur Verlaufskontrolle antiviraler Therapien. Die PCR besitzt den großen Vorteil, daß nicht nur, wie bei der konventionellen Hybridisierung, HBV-DNS und damit auch infektiöse Virionen *nachgewiesen* werden können sondern daß wegen der überragenden Empfindlichkeit dieser Methode das Vorhandensein von Virus mit einem hohen Grad an Wahrscheinlichkeit auch *ausgeschlossen* werden kann.

Nachweis oder Ausschluß von Infektiosität ist für chronische Virusträger von besonderer Bedeutung, weil das Verhalten des Betroffenen und das seiner Umgebung davon in hohem Maße beeinflußt werden. So sollten in der Patientenversorgung beschäftigte chronische Virusträger im Falle hochgradiger Virämie bestimmte Tätigkeiten, bei denen die ungewollte Übertragung auch nur von Spuren infektiösen Blutes oder Serums auf den Patienten nicht ausgeschlossen werden kann, möglichst nicht bzw. nur unter Beachtung besonderer Vorsichtsmaßnahmen ausüben (Jilg et al. 1988). Sexualpartner und in der gleichen Wohngemeinschaft mit diesen Menschen Lebende sollten gegen Hepatitis B geimpft werden. Bei HBsAg-Trägern mit fehlender oder nur sehr geringer Virämie sind diese Maßnahmen dagegen nicht notwendig; Umgebungsimpfungen werden sich auf die Sexualpartner beschränken. Der Einsatz der PCR für derartige Untersuchungen – mit der Möglichkeit, auch noch ein einziges Viruspartikel nachzuweisen und damit, wie oben erwähnt, Infektiosität praktisch auch auszuschließen – erlaubt in diesen Fällen eine wesentlich bessere Aussage. Ein Vergleich der DNS-Bestimmung mittels PCR mit der Bestimmung der Infektiosität verschiedener Seren im Schimpansenversuch (Ulrich et al. 1989) zeigte eine gute Korrelation zwischen beiden Testmethoden, wobei in einzelnen Fällen die PCR sogar sensitiver

Tabelle 3. HBV-DNS (bestimmt mittels PCR) bei chronischen HBsAg-Trägern

Serologie	getestet n	DNS-pos. n (%)
HBeAg pos.	30	30 (100%)
HBeAg neg.	35	21 (60%)

war. Aus dem Vergleich der DNS-Bestimmung mittels PCR mit den übrigen serologischen Markern ergibt sich eine 100%ige Übereinstimmung mit dem Vorhandensein von HBeAg, während bei HBeAg-negativen HBsAg-Trägern nur etwa die Hälfte auch DNS im Serum aufweisen (Tabelle 3).

Vor allem in Fällen, in denen die serologischen Befunde nicht eindeutig sind, stellt die PCR eine wertvolle Ergänzung der in der Routinediagnostik verwendeten Verfahren dar. Eine dieser nicht eindeutig interpretierbaren Konstellationen stellt das isolierte Vorhandensein von Anti-HBc dar; hier ist allein aus der Serologie eine Unterscheidung zwischen abgelaufener, akuter oder chronischer Hepatitis B nicht möglich. Eine Untersuchung an einer Gruppe von Patienten mit dieser Konstellation zeigte, daß die Mehrzahl der isoliert Anti-HBc-Positiven, die eine chronische Lebererkrankung aufwiesen, auch DNS-positiv waren, während die klinisch unauffälligen Mitglieder dieser Gruppe nur zu einem kleinen Prozentsatz DNS im Serum aufwiesen (Tabelle 4). In dem von uns mittels der PCR untersuchten Krankengut fanden wir auch einen Patienten mit histologisch gesicherter chronisch aktiver Hepatitis, bei dem sich trotz des Vorhandenseins von Anti-HBs und Anti-HBc, also der Konstellation einer abgelaufenen Hepatitis B, mittels PCR vorhandene HBV-DNS im Serum nachweisen ließ, womit das HBV mit großer Wahrscheinlichkeit als ursächliches Agens identifiziert werden konnte (Jilg et al., unveröffentlicht).

Eine weitere Einsatzmöglichkeit der DNS-Bestimmung mittels PCR ist die Überwachung antiviraler Therapieformen. Ziel dieser Verfahren ist ja neben der Besserung der klinischen Situation die Elimination des Virus zumindest aus der Zirkulation und damit die Aufhebung der Infektiosität des Betroffenen, was sich mittels der PCR leicht kontrollieren läßt (Abb. 2).

Derzeit noch nicht abzuschätzen ist die Bedeutung, die dem Vorhandensein von HBV-DNS in Lymphozyten chronischer Virusträger zukommt. Obwohl dieses Phänomen von einer Reihe von Autoren beschrieben wurde

Tabelle 4. HBV-DNS (bestimmt mittels PCR) bei isoliert Anti-HBc-positiven Personen (n = 86)

Diagnose	getestet n	DNS-pos. n (%)
chronische Lebererkrankung	19	11 (57,9%)
klinisch unauffällig	67	12 (17,9%)

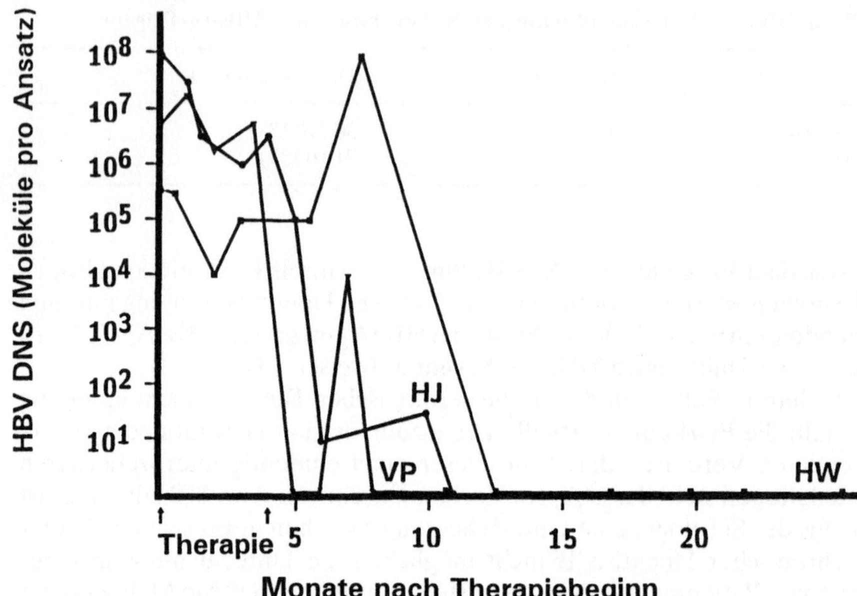

Abb. 2. Bestimmung der HBV-DNS mittels PCR bei drei mit Interferon behandelten Patienten mit chronischer Hepatitis B. Bei allen drei Patienten kam es zur Serokonversion von HBsAg zu Anti-HBs bei gleichzeitigem Verschwinden von HBV-DNS im Serum (Brackmann, Zachoval, Jilg, unveröffentlicht).

(Übersicht in Blum et al. 1989), ist gegenwärtig nicht klar, wie häufig HBV-DNS in Lymphozyten zu finden ist, wieviele Zellen infiziert sind und ob B- oder T-Lymphozyten – oder beide Formen – betroffen sind. Die oft nur geringen DNS-Konzentrationen und die Notwendigkeit, die DNS für die konventionelle Hybridisierung zu isolieren, machten derartige Untersuchungen technisch relativ aufwendig. Die PCR bietet nun eine einfache Möglichkeit, die DNS auch in geringen Mengen von Lymphozyten und in gereinigten Lymphozytensubpopulationen sicher zu bestimmen. Bisher konnten wir mit der PCR in 9 der von uns untersuchten 18 chronischen HBsAg-Träger HBV-DNS in Lymphozyten nachweisen; eine Korrelation zum Vorhandensein oder Fehlen von HBV-DNS im Serum bzw. zum HBeAg/anti-HBe-System konnten wir bisher jedoch nicht feststellen.

Die hier geschilderten Einsatzmöglichkeiten der PCR für die Hepatitis-B-Diagnostik und die vielversprechenden ersten Ergebnisse dürfen allerdings nicht darüber hinwegtäuschen, daß der Einführung dieser Technik in die Routinediagnostik noch beachtliche Schwierigkeiten entgegenstehen. Ein großes Problem stellt die Gefahr der „molekularen Kontamination" dar, einer Verunreinigung also mit minimalen Spuren von HBV-DNS, die mit keinem anderen Verfahren festgestellt werden kann und zu falsch positiven Ergebnissen führt. Im Labor kann dieser Gefahr durch rigoroses Einhalten von Bedingungen, die ein kontaminationsfreies Arbeiten gewährleisten und durch das Mitführen einer Reihe von Kontrollen im Großen und Ganzen erfolgreich begegnet werden; problematisch ist dagegen die Probengewinnung und Aufbearbeitung. Um hier Kontaminationen auszuschließen, sollte die Probengewinnung unter sterilen Bedingungen erfolgen; Blutabnahmen sollten nur mittels geschlossener Systeme, in denen das Blut auch zentrifugiert werden kann, durchgeführt werden.

Literatur

1. Blum HE, Walter E, Teubner K, Offensberger WB, Offensberger SS, Gerok W (1989) Hepatitis B virus in non-hepatocytes. In: Bannasch P, Keppler D, Weber G (Hrsg) Liver cell carcinoma. Kluwer Academic Publishers, Dordrecht Boston London, S 169–183
2. Gerken G, Paterlini P, Manns M, et al. (1991) Assay of hepatitis B virus DNA by polymerase chain reaction and its relationship to pre-S- and S-encoded viral surface antigens. Hepatology 13: 158–166
3. Gerlich WH, Lüer W, Thomssen R, The Study Group for Viral Hepatitis of the Deutsche Forschungsgemeinschaft (1980) Diagnosis of acute and inapparent hepatitis B virus infections by measurement of IgM antibody to hepatitis B core antigen. J Infect Dis 142: 95–101
4. Jilg W, Deinhardt F, Posch J, Maass G, Gerlich W, Thomssen R (1980) Chronische HBsAg-Träger im Berufsleben. Dtsch Ärztebl 85: 366–368
5. Larzul D, Guigue F, Sninsky JJ, Mack DH, Brechot C, Guesdon JL (1988) Detection of hepatitis B sequences in serum by using in vitro enzymatic amplification. J Virol Meth 20: 227–237
6. Roggendorf M, Deinhardt F, Frösner GG, Scheid R, Bayerl B, Zachoval R (1981) Immunoglobulin M antibodies to hepatitis B core antigen: evaluation of enzyme immunoassay for diagnosis of hepatitis B virus infection. J Clin Microbiol 13: 618–626
7. Saiki RK, Gelfand DH, Stoffel S, et al. (1988) Primer-directed enzymatic amplification of DNA with a thermostable DNA polymerase. Science 239: 487–491
8. Sumazaki R, Motz M, Wolf H, Heinig J, Jilg W, Deinhardt F (1989) Detection of Hepatitis B virus in serum using amplification of viral DNA by the polymerase chain reaction. J Med Virol 27: 304–308
9. Ulrich PP, Bhat RA, Seto B, Mack D, Sninsky J, Vyas GN (1989) Enzymatic amplification of hepatitis B virus DNA in serum compared with infectivity testing in chimpanzes. J Infect Dis 160: 37–43
10. Zyzik E, Gerlich WH, Uy A, Köchel H, Thomssen R (1986) Assay of hepatitis B virus genome titers in sera of infected subjects. Eur J Clin Microbiol 5: 330–335.

Wirkungsmechanismus der Interferone; unter besonderer Berücksichtigung der chronischen Hepatitis B

G. R. PAPE

Die Interferone stellen heute die wichtigsten Substanzen in der Behandlung von Virushepatitiden dar. Nach jahrelangen Versuchen und weltweit durchgeführten Therapiestudien sieht man jetzt signifikante Erfolge bei der Behandlung einiger Formen der chronischen Virushepatitiden. Diese Erfolge geben jedoch noch keinen Anlaß zu übertriebenem Optimismus. Sie machen deutlich, daß die Therapieergebnisse in den nächsten Jahren weiter verbessert werden müssen. Voraussetzungen für die weitere Verbesserung der Ergebnisse von Interferonbehandlungen bei Virushepatitiden sind einerseits Kenntnisse über den Wirkungsmechanismus der Interferone, andererseits Kenntnisse über die Pathogenese akuter und chronischer Virushepatitiden. Trotz zunehmender Detailkenntnisse über die verursachenden Viren ist unser Wissen über die den Hepatitiden zugrundeliegenden pathogenetischen Vorgänge noch sehr lückenhaft. Das bezieht sich insbesondere sowohl auf die Non-A-Non-B/C-Hepatitis als auch auf die Hepatitis Delta. Bei der chronischen Hepatitis B haben wir zumindest Konzepte für die Pathogenese der Erkrankung und für die Wirkung der Interferone. Es ist schon heute klar, daß beide Konzepte unvollständig sind und derzeit noch hypothetische Modelle darstellen.

Im folgenden sollen einige Eigenschaften und Wirkungen der Interferone aufgezeigt werden. Dabei sind sowohl die grundsätzlichen Wirkungen der natürlichen Interferone berücksichtigt als auch die speziellen Wirkungen, die man bei Patienten mit chronischer Hepatitis B unter einer Therapie mit Interferonen beobachtet.

Die Interferone sind eine Familie von Proteinen, deren Gemeinsamkeit in ihren antiviralen, antiproliferativen und immunmodulatorischen Wirkungen liegt (Kirchner 1984, Joklik 1990). Ihre antivirale Wirkung wurde 1957 von Isaac und Lindenmann entdeckt. Seit dieser Zeit unterscheidet man 3 verschiedene Klassen von Interferonen, Alpha-, Beta- und Gamma-Interferon (s. Tabelle 1), die sich strukturell, biochemisch und in ihren antigenen Eigenschaften unterscheiden.

Alpha- und Beta-Interferon werden als Typ I, Gamma-Interferon als Typ II oder Immuninterferon bezeichnet. IFNβ und IFNγ sind Glykoproteine (Dorner et al. 1973, Fujisawa u. Kawade 1981). Die meisten IFNα Spezies sind nicht glykosiliert. Die Glykosilierung ist nicht essentiell für die biologische Aktivität. Dies erklärt, warum klonierte Interferone, die in

Tabelle 1. Charakteristika humaner Interferone

Typ	IFNα	IFNβ	IFNγ
Subtypen	ca. 20	1 (+1)	1
MW (kd)	16–27	ca. 23	17–25
Aminosäuren	143	145 (184)	146
Produzenten-Zellen	Monocyten, B-Zellen	Fibroblasten	T-Zellen
Induktoren	Viren, ds-RNS	Viren, ds-RNS	Antigene, Cytokine, Mitogene

Prokaryozyten produziert werden und nicht glykosiliert sind, biologische Aktivität besitzen. Interferone sind speziesspezifisch, z.B. zeigt das humane IFNα2 eine hohe spezifische Aktivität für humane Zellen, dagegen eine sehr geringe für Mauszellen.

Das IFNβ-Gen wurde 1979 (Taniguchi et al. 1979), das erste IFNα-Gen 1980 kloniert (Nagata et al. 1980). Es gibt zahlreiche IFN-Gene im menschlichen Genom, wenigstens 15 Gene sowie 9 Pseudogene (Weissmann u. Weber 1986). Alle liegen auf dem kurzen Arm des Chromosoms 9. Die IFNα-Gene haben große Ähnlichkeit, die am wenigsten verwandten haben noch eine 77%ige Ähnlichkeit (Weissmann u. Weber 1986). Das IFNβ-Gen, das ebenfalls auf dem Chromosom 9 lokalisiert ist, hat nur eine 30%ige Ähnlichkeit mit dem IFNα-Gen. Das IFNγ-Gen liegt auf dem Chromosom 12 und hat keine Verwandtschaft zu den Typ-I-Interferonen.

Zum IFNβ wird neben dem klassischen Fibroblasteninterferon noch ein weiteres Glykoprotein gerechnet (Sehgal u. Sagar 1980, Sehgal et al. 1987), das mit Antiseren gegen IFNβ kreuzreagiert und daher IFNβ2 genannt wird. Dieses Interferon unterscheidet sich in vieler Hinsicht von den sog. Typ-I-Interferonen; es hat eine sehr viel geringere antivirale Wirkung, stellt dagegen ein sehr wirkungsvolles Zytokin/Lymphokin dar. Es wird wohl allgemein nicht mehr als IFN sondern als Interleukin 6 klassifiziert.

IFNα wird von Monozyten und B-Lymphozyten produziert. Induktoren sind Viren und doppelsträngige Ribonukleinsäure (RNS). IFNβ wird in Fibroblasten nach Induktion ebenfalls durch Viren und doppelsträngige RNS gebildet. Im allgemeinen sind RNS-Viren gute Interferoninduktoren, wähend DNS-Viren (Ausnahme: Poxyviren) schlechtere Induktoren darstellen. IFNγ wird hauptsächlich von T-Lymphozyten gebildet. Mitogene (z.B. PHA) sowie Antigene induzieren die Synthese. IFNγ stellt ein wichtiges Zytokin/Lymphokin in der Immunregulation dar.

Wie vermitteln Interferone ihre Wirkung?

Inteferone wirken über die Bindung an spezifische Interferonrezeptoren auf den Zellen (s. Abb. 1). Interferone haben keine biologische Aktivität

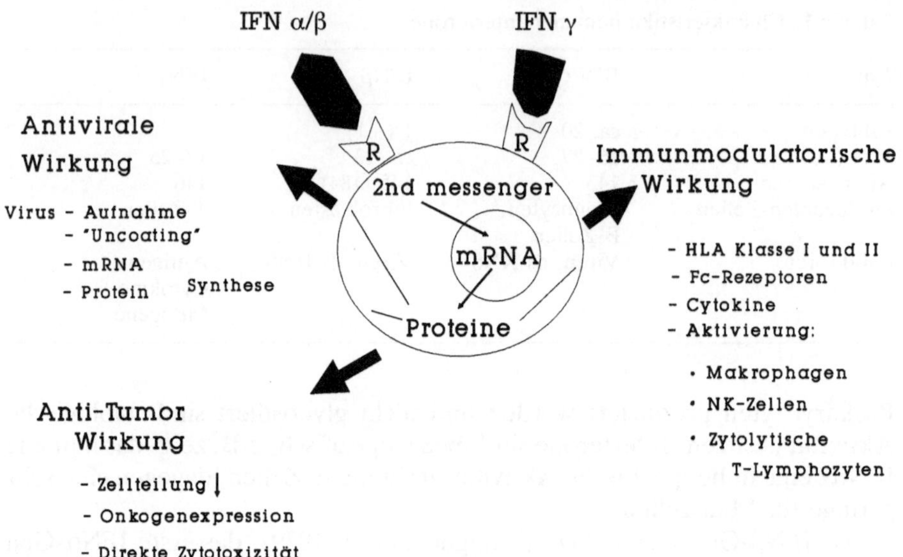

Abb. 1. Wirkung der Interferone

innerhalb der Zelle, in der sie gebildet werden. Sie werden zunächst sezerniert, um anschließend ihr Signal z.B. auch an ihre Produzentenzellen abzugeben (Vengris et al. 1975, Huez et al. 1983). Wir unterscheiden zwei Interferonrezeptoren, einen für Typ I-Interferone (IFNα/β) und einen für Typ-II-Interferone (IFNγ). Interferonrezeptorkomplexe werden internalisiert durch Endozytose (Aguet u. Blanchard 1981, Evans u. Secher 1984).

Die Zahl der IFN-Rezeptoren, ihre Expression und Regulation bei Patienten mit chronischer Hepatitis B und bei asymptomatischen Trägern unterscheiden sich nicht von der bei Normalpersonen, zumindest, was die peripheren Blutzellen und die T-Lymphozyten anbetrifft (Lau et al. 1990, Nakajima et al. 1990).

Innerhalb der Zelle wird die IFN-Wirkung über sog. „Second Messengers" vermittelt, die im einzelnen noch nicht bekannt sind. Grundsätzlich führt die Signalübermittlung in einem weiteren Schritt zur Aktivierung der Transskription von Genen. Dabei sind die genauen molekularen Vorgänge der Genregulation ebenfalls noch nicht bekannt. Auf diesem Gebiet ist jedoch durch die Entdeckung von zahlreichen Faktoren, die die Genexpression regulieren, in naher Zukunft wesentlicher Fortschritt zu erwarten. Die induzierten Gene kodieren für Proteine, die wiederum die verschiedenen Interferonwirkungen vermitteln.

Interferone wirken antiviral, immunmodulatorisch und antiproliferativ

Im Zusammenhang mit der Behandlung chronischer Virushepatitiden interessieren insbesondere die antivirale und die immunmodulatorische Wirkung (s. Abb. 1). Die antiproliferative Wirkung ist für einige Nebenwirkungen verantwortlich, die man bei Patienten mit chronischen Virushepatitiden unter länger dauernder IFN-Therapie beobachtet, wie z.B. Thrombozyto- und Leukopenie sowie Haarausfall.

Antivirale Wirkung

Virologen sprechen vereinfacht von einem „antiviralen Zustand" der Zelle, der durch Interferone hervorgerufen wird. Dabei sind die Mechanismen, die in den verschiedenen Zellen zu diesem Zustand führen, nur partiell bekannt. Einige der durch Genaktivierung produzierten Proteine sind charakterisiert. Für den antiviralen Zustand wichtige Proteine sind z.B. die 2'5'-Oligoadenylatsynthetase (2'5'OAS) und eine Proteinkinase sowie das MX-Protein.

2'5'Oligoadenylatsynthetase führt zur Bildung von 2'5'Oligoadenylat, welche eine Ribonuklease aktiviert, die in latenter Form im Zytoplasma vorhanden ist und sowohl virale als auch zelluläre RNA abbaut (Whitaker-Dowling u. Younger 1984). Die unterschiedlichen Interferone unterscheiden sich in ihrer Fähigkeit, die Synthetase in verschiedenen Zellen zu induzieren (Revel 1979, Baglioni u. Maroney 1980, Lengyel 1982, Verhaegen-Lewalle et al. 1982). Unter einer Behandlung mit IFNα wird die 2'5'OAS bei Patienten mit chronischer Hepatitis induziert.

Proteinkinase

Unter IFN-Behandlung wird in den Zellen eine 67kd-Proteinkinase induziert, die eine Autophosphorylierung sowie eine Phosphorylierung einer Untereinheit von eIF2-alpha, eines proteinsyntheseinitiierenden Faktors, bewirkt, was zur Hemmung der Proteinsynthese führt (Levin et al. 1976, Samuel 1987). IFNα und IFNβ sind wirkungsvollere Kinaseninduktoren als IFNγ. Wie bei der 2'5'OAS kann auch die Proteinkinaseinduktion zum antiviralen Zustand führen, die Induktion ist aber nicht in jedem Fall Voraussetzung.

MX-Protein

Das Mx Protein ist ein IFN-induziertes Protein, das bei bestimmten Mausstämmen eine Resistenz gegenüber Influenzaviren vermittelt (Horisberger u. Hochkeppel 1985, Lindenmann u. Haller 1987). Die Transkription des Mx-Gens wird durch Typ-I-Interferone induziert, während IFNγ die Mx-Gen-Aktivierung potenziert (Horisberger u. Hochkeppel 1987). Beim

Menschen gibt es ein dem Mx-Protein der Maus analoges Protein, das im Gegensatz zur Maus nicht im Kern sondern im Zytoplasma angereichert ist (Horisberger et al. 1988). Der genaue Mechanismus, über den das Mx-Protein die Transkription von Influenzavirusgenen inhibiert, ist nicht bekannt.

Immunmodulatorische Wirkung

Interferone greifen auf mehreren Ebenen in das Immunsystem ein und verändern die Immunantwort. Sowohl Typ-I- als auch Typ-II-Interferone induzieren die Expression von Antigenen des Haupthistokompatibilitätskomplexes der Klasse I (MHC-Klasse-I-Antigene, HLA A,B,C) auf verschiedenen Zelltypen (Basham et al. 1982, Fellous et al. 1982, Wallach et al. 1982, Vilcek et al. 1985). Darüberhinaus wird auch die Expression von Oberflächen-β-2-Mikroglobulin, einer niedermolekularen Untereinheit der HLA-Antigene, induziert (Kirchner 1983). MHC-Klasse-II-Antigene mit den Molekülen DR, DP und DQ werden durch natürliches und durch rekombinantes IFNγ zur Expression gebracht. IFNγ führt auch zur Induktion der Komplementkomponente C2 und des Faktors B (Blanar et al. 1988, Taniguchi 1988). Im Gegensatz zum IFNγ induziert IFNα nicht wesentlich die Expression von HLA Klasse II oder der Klasse-III-C2-Genprodukte. Die durch Interferon induzierte Expression von MHC-Antigenen ist möglicherweise ein wesentlicher Beitrag zu der antiviralen Wirkung der Interferone auf der „Zell-Zell" Ebene, indem sie die antigenspezifische lytische Wirkung von zytotoxen T-Lymphozyten verstärkt. Die zytotoxische T-Zell-Antwort ist virusspezifisch und Histokompatibilitätsantigen-restringiert. HLA-Antigene präsentieren den T-Zellen Peptide von viralen Antigenen. Wenn die HLA-Antigenkonzentration auf der Zelloberfläche für eine effiziente T-Zellantwort zu niedrig ist, kann die durch IFN bewirkte Erhöhung der Konzentration eine wesentliche Komponente der effizienten Abwehr von Virusinfektionen darstellen. Interferone induzieren *in vitro* und *in vivo* eine Aktivierung von zytotoxischen Zellen des Immunsystems: NK- (Natürliche Killer-)-Zellen als Effektorzellen der natürlichen Zytotoxizität, K-(Killer-) Zellen als Effektorzellen der sog. ADCC (antikörperabhängigen, zellvermittelten Zytotoxizität) und CTL (zytolytische T-Zellen) (Herberman et al. 1979, Huddlestone et al. 1979, Pape et al. 1981, Chen et al. 1986 a,b). Interferone modulieren die Immunglobulinsynthese im negativen und positiven Sinne (Snapper u. Paul 1987, Peters et al. 1986). Interferone sind wichtige Faktoren im Netzwerk der Zyto-/Lymphokine.

Interferon und Hepatitis-B-Virus

Interferone inhibieren die Replikation des Hepatitis-B-Virus. Die Mechanismen, die dieser Inhibition zugrunde liegen, werden derzeit intensiv untersucht. Da es *in vitro* keine HBV-infizierten Zellkultursysteme gibt, wird die Interferonwirkung in Systemen untersucht, die aus transienten oder stabilen Transfektanten von rekombinanter HBV-DNA bestehen (Hayashi u. Koike 1989, Onji et al. 1989, Tur-Kaspa et al. 1990). Hayashi und Koike (1989) fanden unter IFN-Behandlung von transfizierten Hep-G2-Zellen eine Verminderung von HBV-DNA in den Core-Partikeln im Zytoplasma. Interferon hatte keine Wirkung auf die virale RNA und auf die virale Proteinsynthese. Diese Daten werden dahingehend gedeutet, daß IFN einen Schritt in der Ansammlung von HBV-Core-Partikeln blockiert. In einem weiteren System konnte gezeigt werden, daß IFNα die HBV-Replikation durch eine Reduktion der Transkription viraler Gene, die durch den HBV-„Enhancer" gesteuert werden, inhibiert (Tur-Kaspa 1990). Insgesamt sieht es so aus, als ob verschiedene Mechanismen an der Inhibition der Replikation des HBV beteiligt sind. Es ist jedoch noch nicht möglich, eine Aussage darüber zu treffen, welcher Mechanismus entscheidend zur Inhibition der Replikation beiträgt.

Einer der Gründe für den therapeutischen Einsatz von Interferonen bei der chronischen Hepatitis B war der Nachweis einer verminderten Produktion von Interferonen von mononukleären Zellen des peripheren Blutes bei Patienten mit chronischer Hepatitis B. Inzwischen gibt es zahlreiche Publikationen zu diesem Befund; einige von diesen zeigen eine normale Interferonproduktion bei Patienten mit Hepatitis B, andere zeigen eine starke Überlappung von Patienten und gesunden Kontrollen hinsichtlich ihrer Interferonproduktion. Insgesamt ist der Befund einer verminderten Bildung von Interferon somit nicht eindeutig. Es kommt noch dazu, daß die Stimulationen der mononukleären Zellen in den bisherigen Arbeiten nicht mit Hepatitis-B-Virus bzw. Virusantigenen, d.h. nicht antigenspezifisch durchgeführt wurden (ausführliche Literaturübersicht bei Sylvan 1991). Darüberhinaus gibt es erste Hinweise, daß T-Lymphozyten, die aus dem Lebergewebe isoliert wurden, keinen Defekt in der Bildung von IFN bzw. Lymphokinen aufweisen (Pape et al. 1991, Spengler et al. 1991).

In der Therapie der chronischen Hepatitis B kommt nach heutiger Auffassung neben der antiviralen insbesondere der immunmodulierenden Wirkung der Interferone große Bedeutung zu. Um die Vorstellungen über die Interferonwirkung zu verstehen, muß man sich das gegenwärtige pathogenetische Konzept bei der chronischen Hepatitis B vor Augen führen.

Zahlreiche indirekte Befunde weisen darauf hin, daß die Zerstörung der Leberzellen bei der Hepatitis B nicht durch eine direkte zytopathische Wirkung des Virus (zumindest nicht durch den sog. „Wildtyp" des HBV) verursacht wird. Es scheint vielmehr so zu sein, daß die Immunreaktion des Wirts auf das Virus wesentlich verantwortlich für die Zerstörung des Lebergewebes ist. Die Immunreaktion führt zur chronischen Hepatitis. Mediatoren dieses Zerstörungsprozesses sind Lymphozyten. Im Lebergewebe kann man in den Regionen der Gewebeschädigung vor allem T-Lymphozyten nachweisen. Diese T-Zellen entsprechen in der Mehrzahl

CD8-positiven, sog. zytotoxischen/Suppressor-T-Zellen (CTL) (Pape et al. 1983). Auch funktionelle Untersuchungen von aus Lebergewebe gewonnenen Lymphozyten (Hoffmann et al. 1986, Moebius et al. 1990) haben das Konzept einer Zerstörung infizierter Hepatozyten durch sog. zytolytische T-Zellen (CTL) unterstützt. Voraussetzung für die Erkennung der HBV-infizierten Leberzellen durch CTL ist, daß Virusantigene (in Peptidform) von Antigenen des Haupthistokompatibilitätskomplexes auf der Oberfläche der Hepatozyten präsentiert werden. Dabei kommt dem Core-Antigen (HBcAg) des Virus möglicherweise eine besondere Bedeutung zu. Inwieweit diese und weitere Antigene, z.B. HBeAg, HBsAg, HBxAg als Zielantigene für zytotoxische Reaktionen eine Rolle spielen, wird gegenwärtig untersucht.

Neuere Befunde zeigen, daß T-Zellen, die aus dem Lebergewebe isoliert wurden, in der Lage sind, nach unspezifischer und HBV-Antigen-spezifischer Stimulation eine Reihe von Lymphokinen zu bilden z.B. IFNγ, IL2, TNFα und Lymphotoxin (Pape et al. 1991, Spengler et al. 1991 und nicht publizierte Daten). Die von den Lymphozyten sezernierten Lymphokine können lokal im Lebergewebe sowohl antivirale als auch zytotoxische Wirkung entfalten. Somit liefern diese im Gewebe gebildeten Lymphokine möglicherweise einen wesentlichen Beitrag zu den pathogenetischen Vorgängen bei der chronischen Hepatitis B.

Wir nehmen heute an, daß es unter einer Therapie mit Interferonen zu einer Stimulierung der oben diskutierten pathogenetischen Vorgänge kommt. Die Expression von HLA-Klasse-I-Antigenen wird verstärkt. Dies konnte *in vivo* bei Schimpansen unter Interferongabe beobachtet werden (Pignatelli et al. 1986). Beim Menschen sieht man unter Therapie einen Anstieg des β2-Mikroglobulins im Serum. Darüberhinaus induziert Interferon eine Aktivierung der zytolytischen T-Zellen. Inwieweit Interferon lokal Lymphozyten zur Bildung von weiteren Lymphokinen anregt, die dann in den pathogenetischen Prozeß eingreifen, ist nicht bekannt. Als Summe der durch Interferon induzierten bzw. aktivierten Vorgänge wird ein entzündlicher Schub ausgelöst, eine vorübergehende effektive Zerstörung von Leberzellen, die im Idealfall zu einer Beseitigung virustragender Zellen führt. Laborchemisches Korrelat dieses Vorgangs ist ein vorübergehender, z.T. sehr ausgeprägter Anstieg der Transaminasen im Serum, den man als sog. Flare bezeichnet. Dieser Flare kann klinisch mit den Symptomen einer akuten Hepatitis bzw. eines Schubs einer chronischen Hepatitis einhergehen. Er tritt bei der gegenwärtig gebräuchlichen Therapie (z.B. Interferon alfa-2b 3mal wöchentlich) bei den Respondern nach ca. 8–10 Wochen, seltener früher oder später auf. Unter Interferontherapie sieht man bei den Respondern während der Phase der Serokonversion eine Umverteilung von CD4-positiven (sog. Helferzellen) und CD8-positiven (sog. zytotoxischen/Suppressor-Zellen) T-Lymphozyten im peripheren Blut. Möglicherweise ist die Abnahme von CD8-positiven T-Zellen im peripheren Blut Ausdruck einer Sequestrierung dieser Zellen ins Lebergewebe (Scully et al. 1990). Neben immunologischen Veränderungen sieht man auch virologische Veränderungen unter einer Therapie mit Interferonen. Erste Untersuchungen zeigen, daß sich das Verhältnis vom sog. Wildtyp des Hepatitis-B-Virus zu Mutanten des HBV unter der Therapie verändert (Takeda et al. 1990, Jung et al. 1991). Welche Relevanz diesen unter Interferontherapie beobachteten Veränderungen z.B. im Hinblick auf eine Elimination des Virus zukommt, kann derzeit noch nicht gesagt werden.

Insgesamt sind – trotz einer Fülle von vorliegenden Daten – unsere Kenntnisse über die Wirkung von Interferonen bei der chronischen Hepatitis B und mehr noch bei anderen chronischen Virushepatitiden sehr unvollständig. Gerade auch im Hinblick auf den relativ hohen Prozentsatz von Nonrespondern unter einer Behandlung mit Interferon ist die Aufklärung der Pathogenese der Virsuhepatitiden und damit der möglichen Wirkung der Interferone bei diesen Erkrankungen von hoher Priorität.

Literatur

1. Aguet M, Blanchard B (1981) High-affinity binding of 125J-labeled mouse interferon to a special cell surface receptor: II. Analysis of binding properties. Virology 115: 249–261
2. Baglioni C, Maroney PA (1980) Mechanisms of action of human interferons. Induction of 2,5-oligo(A) polymerase. J Biol Chem 255: 8390–8393
3. Basham TY, Bourgeade MF, Creasy AA, Merigan TC (1982) Interferon increases HLA synthesis in melanoma cells: interferon-resistant and -sensitive cell lines. Proc Natl Acad Sci USA 79: 3265–3269
4. Blanar MA, Boettger EC, Flavell RA (1988) Transcriptional activation of HLA DR alpha by interferon gamma requires a transacting protein. Proc Natl Acad Sci 85: 4672–4676
5. Chen LK, Mathieu-Mahul D, Bach FH, Dausset J, Benussan A, Sasportes M (1986a) Recombinant interferon alpha can induce rearrangement of T-cell antigen receptor alpha-chain genes and maturation to cytotoxicity in T-lymphocyte clones in vitro. Proc Natl Acad Sci USA 83: 4887–4889
6. Chen LK, Tourvieille B, Burns GF, Bach FH, Mathieu-Mahul D, Sasportes M, Benussan A (1986b) Interferon: a cytotoxic T lymphocyte differentiation signal. Europ J Immunol 16: 767–770
7. Dorner F, Scriba M, Weil R (1973) Interferon: evidence for its glykoprotein nature. Proc Natl Acad Sci USA 70: 1981–1985
8. Evans T, Secher D (1984) Kinetics of internalisation and degradation of surface bound interferon in human lymphoblastoid cells. EMBO 3: 2975–2978
9. Felluos M, Nir U, Wallach D, Merlin G, Rubinstein M, Revel M (1982) Interferon-dependent induction of mRNA for the major histocompatibility antigens in human fibroblasts and lymphoblastoid cells. Proc Natl Acad Sci USA 79: 3082–3086
10. Fujisawa JI, Kawade Y (1981) Properties of non glycosilated and glycosidase treated mouse L cell interferon species. Virology 112: 480–487
11. Hayashi Y, Koike K (1989) Interferon inhibits hepatitis B virus replication in a stable expression system of transfected viral DNA. J Virol 63: 2936–2940
12. Herbermann R, Ortaldo JR, Bonnard GD (1979) Augmentation by interferon of human natural and antibody dependent cell mediated cytotoxicity. Nature 277: 221–223
13. Hoffmann RM, Pape GR, Rieber P, et al. (1986) Cytolytic T-cell clones derived from liver tissue of patients with chronic hepatitis B. Europ J Immunol 16: 1635–1638
14. Horisberger MA, Hochkeppel HK (1985) An interferon-induced mouse protein involved in the mechanism of resistance to influenza viruses. Its purification to

homogeneity and characterization by polyclonal antibodies. J Biol Chem 260: 1730–1733

15. Horisberger MA, Hochkeppel HK (1987) IFN-alpha induced human 78 kDa protein: purification and homologies with the mouse Mx protein, production of monoclonal antibodies, and potentiation effect of IFN-gamma. J Interferon Res 7: 331–343

16. Horisberger MA, Wathelet M, Szpirer J (1988) cDNA cloning and assignment to chromosome 21 of IF1-78K gene, the human equivalent of murine Mx gene. Somat Cell Mol Genet 14: 123–131

17. Huddlestone JR, Merigan TC Jr, Oldstone MBA (1979) Induction and kinetics of natural killer cells in humans following interferon therapy. Nature 282: 417–419

18. Huez G, Silhol M, Lebleu B (1983) Microinjected interferon does not promote an antiviral response in HeLa cells. Biochem Biophys Res Commun 110: 155–160

19. Isaacs A, Lindenmann J (1957) Virus interference. I. The interferon. Proc R Soc Lond 147: 258–267

20. Joklik WK (1990) Interferons. In: Fields N, Knipe DM (Hrsg) Virology. Raven Press, New York, S. 383–410

21. Jung MC, Santantonio T, Zachoval R, Will H, Pape GR (1991) Variation of pre-c and pre-s sequences during interferon therapy. (Abstract) Hepatology (in press)

22. Kirchner H (1984) Interferons, a group of multiple lymphokines. Springer Semin Immunopathol 7: 347–374

23. Lau JYN, Sheron N, Morris AG, Bomford AB, Alexander GJM, Williams R (1990) Interferon-alpha receptor expression and regulation in chronic hepatitis B virus infection. Hepatology 13: 332–338

24. Lengyel P (1982) Biochemistry of interferons and their actions. Annu Rev Biochem 51: 251–282

25. Levin DH, Ranu RS, Ernst V, London IM (1976) Regulation of protein synthesis in reticulocyte lysates: phosphorylation of methionyl-tRNAf binding factor by protein kinase activity of translational inhibitor isolated from heme deficient lysates. Proc Natl Acad Sci USA 73: 3112–3116

26. Lindenmann J, Haller O (1987) MX protein pathway of interferon action. In: Baron S, Stanton GJ, Fleischmann WR (Hrsg) The interferon system: A current review to 1987. Austin, Univ. of Texas Press, S 393–397

27. Moebius U, Manns M, Hess G, Kober G, Meyer zum Büschenfelde K-H, Meuer SC (1990) T cell receptor gene rearrangements of T lymphocytes infiltrating the liver in chronic active hepatitis B and primary biliary cirrhosis (PBC): oligoclonality of PBC-derived T cell clones. Europ J Immunol 20: 889–896

28. Nagata S, Taira TH, Hall A (1980) Synthesis in E. coli of a polypeptide with human leukocyte interferon activity. Nature 284: 316–320

29. Nakajima S, Kuroki T, Shintani M, et al. (1990) Changes in interferon receptors on peripheral blood mononuclear cells from patients with chronic hepatitis B being treated with interferon. Hepatology 12: 1261–1265

30. Onji M, Lever AML, Saito I, Thomas HC (1989) Defective response to interferons in cells transfected with the hepatitis B virus genome. Hepatology 9: 92–96

31. Pape GR, Hadam MR, Eisenburg J, Riethmüller G (1981) Kinetics of natural cytotoxicity in patients treated with human fibroblast interferon. Cancer Immunol Immunother 11: 1–6

32. Pape GR, Rieber P, Eisenburg J, Hoffmann RM, Balch CM, Paumgartner G, Riethmüller G (1983) Involvement of the cytotoxic/suppressor T-cell subset in liver tissue injury of patients with acute and chronic liver diseases. Gastroenterology 85: 657–662

33. Pape GR, Spengler U, Hoffmann RM, Jung MC (1991) Pathogenesis of primary biliary cirrhosis. New aspects of the role of T lymphocytes. In: Krawitt EL, Wiesner RH (Hrsg) Autoimmune Liver Diseases. Raven Press, New York, S 43–62

34. Peters M, Ambrus JL, Zhelenznyak A (1986) Effect of alpha interferon on immunoglobulin synthesis by human B cells. J Immunol 137: 3153–3157

35. Pignatelli M, Waters J, Brown D, et al. (1986) HLA Class I antigens on the hepatocyte membrane during recovery from acute hepatitis B virus infection and during interferon therapy in chronic hepatitis B virus infection. Hepatology: 6349–6353
36. Revel M (1979) Molecular mechanisms involved in the antiviral effects of interferon. In: Gresser I (Hrsg) Interferon 1979. Vol 1. Academic Press, Orlando, S 101–163
37. Samuel CE (1987) The interferon induced protein P1/eIF-2 alpha kinase. In: Baron S, Stanton GJ, Fleischmann WR (Hrsg) The interferon system: A current review to 1987. Austin, Univ. of Texas Press, S 373–381
38. Scully LJ, Brown D, Lloyd C, Shein R, Thomas HC (1990) Immunological studies before and during interferon therapy in chronic HBV infection: identification of factors predicting response. Hepatology 12: 1111–1117
39. Sehgal PB, May LT, Tamm I, Vilcek J (1987) Human beta2-interferon and B-cell differentiation factor BSF-2 are identical. Science 235: 731–732
40. Sehgal PB, Sagar AD (1980) Heterogeneity of poly(I).poly(C)-induced human fibroblast interferon mRNA species. Nature 288: 95–97
41. Snapper CM, Paul WE (1987) Interferon gamma and B cell stimulation factor-1 reciprocally regulate Ig isotype production. Science 236: 944–947
42. Spengler U, Möller A, Jung MC, et al. (1991) T lymphocytes from patients with primary biliary cirrhosis produce reduced amounts of lymphotoxin, tumor necrosis factor and interferon gamma upon mitogen stimulation. J Hepatol (in press)
43. Sylvan SPE (1991) Cellular immune responses to hepatitis B virus antigens in man. Liver 11: 1–23
44. Takeda K, Akahane Y, Suzuki H, Okamoto H, Tsuda F, Miyakawa Y, Mayumi M (1990) Defects in the precore region of the HBV genome in patients with chronic hepatitis B after sustained seroconversion from HBeAg to anti-HBe induced spontaneously or with interferon therapy. Hepatology 12: 1284–1289
45. Taniguchi T (1988) Regulation of cytokine gene expression. Annu Rev Immunol 6: 439–464
46. Taniguchi T, Sakai M, Fujii-Kuriyama Y, Muramatsu M, Kobayashi S, Sudo T (1979) Construction and identification of a bacterial plasmid containing the human fibroblast gene sequence. Proc Jpn Acad (Ser B) 55: 464–469
47. Tur-Kaspa R, Teicher L, Laub O, Itin A, Dagan D, Bloom BR, Shafritz DA (1990) Alpha interferon suppresses hepatitis B virus enhancer activity and reduces viral gene transcription. J Virol 64: 1821–1824
48. Vengris VE, Stollar BD, Pitha PM (1975) Interferon externalization by producing cell before induction of antiviral state. Virology 65: 410–417
49. Verhaegen-Lewalle M, Kuwata T, Zhang ZX, De Clercq E, Cantell K, Content J (1982) 2–5 A synthetase activity induced by interferon alpha, beta, and gamma in human cell lines differing in their sensitivity to the anticellular and antiviral activities of these interferons. Virology 117: 425–434
50. Vilcek J, Gray PW, Rinderknecht E, Sevastopoulos CG (1985) Interferon-gamma: a lymphokine for all seasons. Lymphokines 11: 1–15
51. Wallach D, Fellous M, Revel M (1982) Preferential effect of gamma interferon on the synthesis of HLA antigens and their mRNAs in human cells. Nature 299: 833–836
52. Weissmann C, Weber H (1986) The interferon genes. Prog Nucleic Acid Res. Mol Biol 33: 251–300
53. Whitaker-Dowling P, Youngner JS (1984) Characterization of specific kinase inhibitory factor produced by vaccinia virus which inhibits the interferon induced protein kinase. Virology 137: 171–181

Wirksamkeit von alfa-Interferon bei der chronischen Hepatitis B

R. MÜLLER und R. BAUMGARTEN

Einleitung

In den vergangenen Jahren wurden zahlreiche Substanzen mit antiviralem und immunodulatorischem Charakter zur Behandlung der chronischen Hepatitis B eingesetzt. Als einzige wirksame Therapie hat sich bisher jedoch nur die Behandlung mit Interferonen erwiesen. Besondere Erfahrungen gibt es mit dem Interferon alfa-2a und Interferon alfa-2b (Tabelle 1), die heutzutage rekombinant hergestellt werden und sich in ihrer Zusammensetzung nur minimal unterscheiden.

Neben den antiviralen und immunstimulatorischen Effekten bildet der Ausgleich der zu geringen endogenen Interferonproduktion eine Begründung für den Einsatz von rekombinantem Interferon. Beim Einsatz von Interferon zur Therapie der chronischen Hepatitis B sieht man frühestens 2 Wochen, in der Regel 4–6 Wochen nach Therapiebeginn einen Abfall der HBV-DNA. Offensichtlich besteht der Effekt der Therapie darin, daß die Hepatitis B aus einer replikativen Phase in eine nicht oder niedrig replikative Phase überführt wird und so ein Progreß in Richtung auf die Leberzirrhose aufgehalten bzw. verhindert werden kann. In der niedrig replikativen Phase ist keine HBV-DNA mehr nachweisbar, wird anti-HBe gebildet und bleibt HBsAg in der Regel bestehen (Abb. 1). Trotz der Anwesenheit von HBsAg – das nur in seltenen Fällen eliminiert wird – und niedriger Replikation findet man normale Aktivitäten der Aminotransferasen im Serum, die dokumentieren, daß die Progression der chronischen Entzündung weitgehend erloschen ist.

Tabelle 1. Rekombinante alfa-Inferferone

alfa-Interferon	Aminosäure an Position	
	23	34
alfa-2a	Lysin	Histidin
alfa-2b	Arginin	Histidin
alfa-2c	Histidin	Arginin

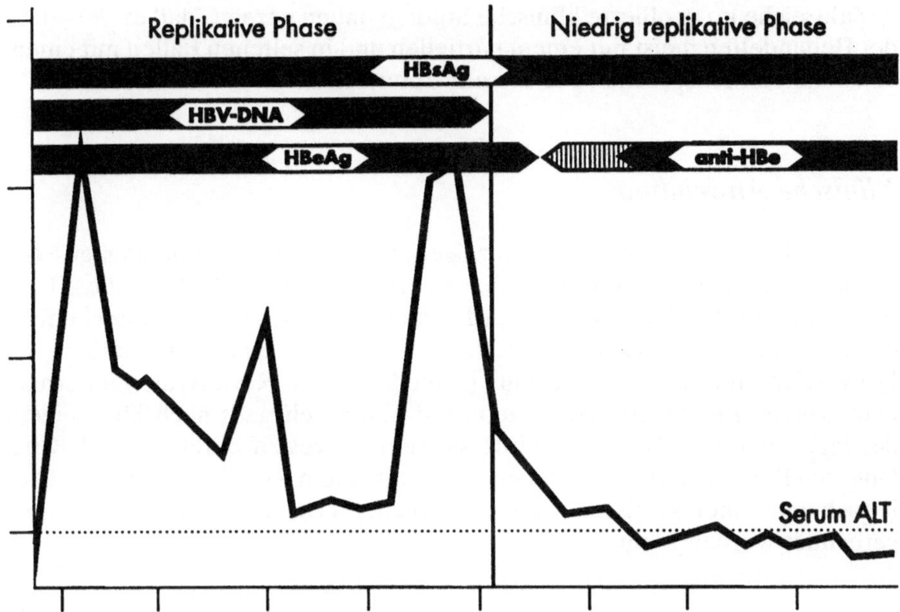

Abb. 1. Verlauf der Hepatitis B

Ansprechen auf die Interferon-Therapie

Als komplettes Ansprechen auf eine Interferon-Therapie bezeichnet man die
vollständige Elimination von HBsAg, HBeAg und HBV-DNA aus dem
Serum, eine Normalisierung der Aminotransferasespiegel und der Leberfunktion (Tabelle 2). Auch mit der PCR ist bei diesen Patienten keine
HBV-DNA mehr nachweisbar.

Ein partielles Ansprechen auf Interferon wird definiert als eine dauerhafte
Elimination von HBeAg und HBV-DNA, aber persistierendem HBsAg im
Serum bei gleichzeitiger Normalisierung der Leberfunktion. Als Nichtansprechen wird ein nur vorübergehender Abfall der Replikationsmerkmale
und eine weiterhin gestörte Leberfunktion bezeichnet.

Tabelle 2. Ansprechen auf eine Interferon Behandlung

Komplettes Ansprechen:	vollständige Elimination von HBsAg, HBeAg und HBV-DNA aus dem Serum, Normalisierung der Leberfunktion
Partielles Ansprechen:	Dauerhafte Elimination von HBeAg und HBV-DNA, Persistenz von HBsAg, Normalisierung der Leberfunktion
Nichtansprechen:	keine dauerhafte Unterbrechung der HBV-Replikation, vorübergehender Abfall der HBV-DNA, gestörte Leberfunktion

Zahlreiche kontrollierte klinische Studien haben gezeigt, daß ca. 30–40 % der Behandelten meist mit einem partiellen und in seltenen Fällen mit einem vollständigen Ansprechen auf die alfa-Interferontherapie reagierten.

Klinische Anwendung

Die Ergebnisse klinischer Studien zeigen, daß die Therapie mindestens 4–6 Monate durchgeführt werden sollte, wobei das Interferon täglich, alle 2 Tage oder 3mal pro Woche gegeben werden kann. Mit diesen Therapieschemata erreicht man eine HBeAg-Serokonversion und eine Elimination der HBV-DNA in etwa 35 % der Fälle (Tabelle 3). Die Rezidivraten innerhalb eines kurzen Beobachtungszeitraumes, d.h. über ein Jahr nach Therapieende, lagen bei ca. 5 %. Erste Untersuchungen weisen darauf hin, daß bei längeren Beobachtungszeiträumen kaum mit einem Rückfall, demgegenüber jedoch mit einer gewissen Rate zusätzlicher HBsAg-Serumkonversionen gerechnet werden kann.

Tabelle 3. Klinische Wirksamkeit von Interferon bei chronischer Hepatitis B

* Minimale Therapiedauer 4–6 Monate
* Dosis: 3–5 Mio. IE
* HBeAg-Serumkonversion in 35 % der Fälle
* Rezidivraten: ca. 5 % (Beobachtung über 1 Jahr nach Therapieende)

Patientenprofil

Im Hinblick auf einen maximalen Therapieerfolg ist es notwendig, die Patienten aufgrund bestimmter Parameter für die Interferontherapie zu selektieren. Die nachstehenden Studienergebnisse sind alle auf der Basis dieser Patientenselektion entstanden.

Alle Patienten hatten eine histologisch gesicherte chronische Hepatitis mit erhöhten Aminotransferaseaktivitäten. Nachweisbar waren HBsAg, HBeAg und HBV-DNA im Serum, in den meisten Studien wurde auch HBcAg im Lebergewebe nachgewiesen. Patienten mit kompensierter chronischer Lebererkrankung ebenso wie Patienten mit einer Frühzirrhose wurden in diese Studien mit einbezogen, ausgeschlossen waren Patienten mit dekompensierter Leberzirrhose und endogen oder exogen immunsupprimierte Patienten (Tabelle 4). Aufgrund von retrospektiven Analysen mit großen Fallzahlen hat sich gezeigt, daß prädiktive Merkmale für ein Ansprechen auf die Interferontherapie eine Anwesenheit von HBV-DNA, hohe Aminotransferase-Aktivitäten und die Anamnese mit akuter Virushepatitis sind, andere Parameter sind in dieser Hinsicht weniger aussagefähig (Tabelle 5).

Tabelle 4. Therapie der chronischen Hepatitis B: Typisches Patientenprofil

---

* Chronische Hepatitis (histologisch gesichert)
* Erhöhte Aminotransferase-Aktivitäten im Serum
* HBsAg, HBeAg und HBV-DNA im Serum
* HBcAg im Lebergewebe
* Kompensierte chronische Lebererkrankung ohne Aszites, Varizen oder Enzephalopathie
* Keine schweren Erkrankungen wie HIV-Infektion, Nierenversagen, endogene oder medikamentöse Immunsuppression

---

Die Therapieerfolge bei Kindern liegen deutlich niedriger als bei Erwachsenen, wie zwei Studien aus Italien belegen. Ein Therapieversuch sollte jedoch bei einem Kind mit aktiver Virusreplikation und Gefahr der Ausbildung einer Zirrhose durchaus in Erwägung gezogen werden.

Tabelle 5. Prädiktive Merkmale für ein Ansprechen auf die alfa-Interferon-Therapie bei chronischer Hepatitis B

---

* Serumspiegel von HBV-DNA (niedrige Spiegel von HBV-DNA im Serum)
* Krankheitsaktivität (hohe Serumspiegel der Aminotransferasen)
* Anamnese mit akuter Virushepatitis
* Keine Einschränkung des Immunstatus (HIV-positiv, chronische Nierenerkrankungen, Immunsuppression)
* Geschlecht (weiblich)?
* Alter (Erwachsene)?
* Chronische Hepatitis B im Anfangsstadium?
* Ethnische Komponente (keine orientalischen Patienten)?

Langzeitergebnisse

In einer aktuellen Studie von Koreman et al. 1991 wurden 64 Patienten über einen Zeitraum von 5 Jahren beobachtet (Abb. 2). Sowohl HBeAg als auch HBV-DNA (bestimmt mit der Hybridisierungstechnik) konnten über den gesamten Zeitraum der Beobachtung nicht mehr nachgewiesen werden. Der Prozentsatz der Patienten, bei denen HBsAg im Verlauf dieses Zeitraumes nicht mehr nachzuweisen war, erhöhte sich kontinuierlich. Parallel zu dieser Entwicklung war HBV-DNA auch mit der PCR nicht mehr nachweisbar. Man kann daraus schließen, daß ein Patient, der aufgrund der Interferontherapie HBsAg verliert und anti-HBs bildet, tatsächlich die Infektion überwunden hat und demzufolge kein HBV-DNA mehr nachgewiesen werden kann. Die Rückfallrate in dieser Studie war mit 2 Fällen äußerst gering.

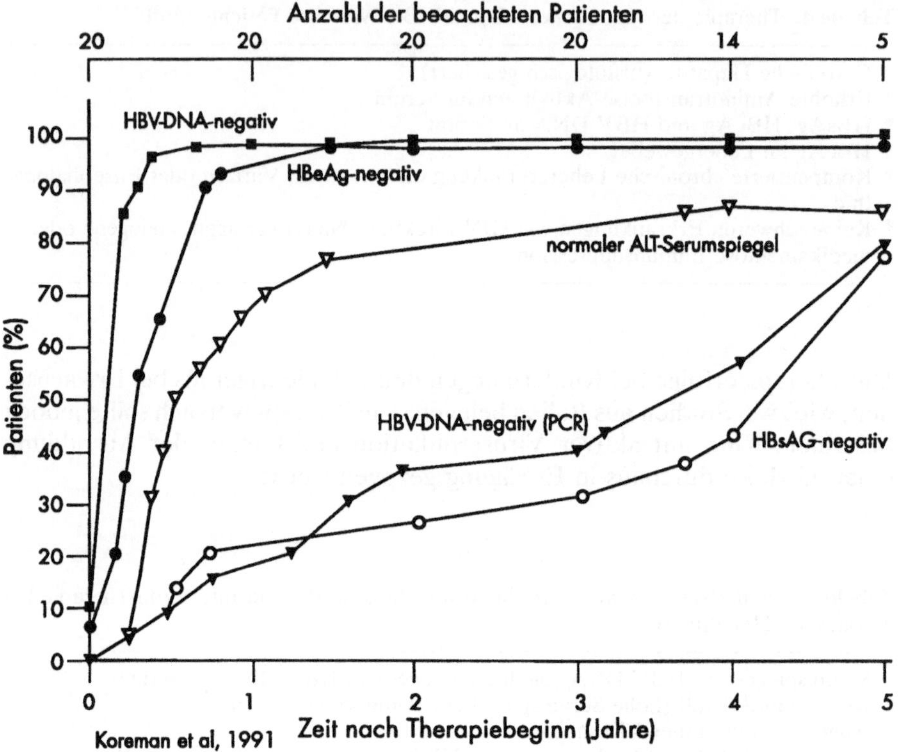

Abb. 2. Langzeitremission nach alfa-Interferontherapie bei chronischer Hepatitis B

Kombinationsmöglichkeiten

Durch die Kombination von alfa-Interferon mit anderen antiviralen Substanzen (z.B. ARA-AMP oder Azyclovir) ist es bisher nicht gelungen, die Therapieergebnisse gegenüber der Monotherapie zu verbessern. Die Auswertung verschiedener kontrollierter Studien zeigt, daß die Patienten keinen signifikanten Anstieg der Ansprechraten hatten, so daß man heute davon ausgehen kann, daß diese Art der Kombinationsbehandlung keinen Vorteil gegenüber der Monotherapie mit alfa-Interferon darstellt.

Ein anderes, viel diskutiertes Thema ist die Frage, ob der Einsatz von Interferon 4–6 Wochen nach dem Absetzen einer Steroid-Therapie die Behandlungserfolge der chronischen Hepatitis B verbessert. Eine Studie von Perillo et al. 1990 zeigte, daß zwischen der Gruppe, die mit Steroiden vorbehandelt worden war und der Gruppe, die 3mal pro Woche mit 5 Mio. Einheiten alfa-Interferon behandelt worden war, keine signifikanten Unterschiede festzustellen waren. Momentan ist die Kombination von Steroiden und Interferon nur in solchen Fällen angezeigt, in denen eine Interferon-Monotherapie keine Therapieerfolge gebracht hat und eine ausreichende Funktion der Leber gewährleistet ist. Ein möglicher Ansatz, die Ansprechraten zu erhöhen, ist die Kombination von alfa-Interferon mit einem Immunstimulator, dem Interleukin 2. Die ermutigenden Ergebnisse einer ersten nicht-kontrollierten Studie mit dieser Kombination werden momentan im Rahmen einer Multicenter-Studie überprüft.

Hepatitis D

Die Behandlung der Hepatitis D mit alfa-Interferon ist bisher nur in Studien mit sehr kleinen Fallzahlen, verschiedenen Dosierungen und unterschiedlicher Therapiedauer untersucht worden. In allen diesen Studien wurde eine vorübergehende passagere Reduktion von ALT, HDV-RNA und HD-Ag beobachtet und in einigen wenigen Fällen eine Elimination von HDV-RNA registriert.

Die HDV-Infektion spricht insgesamt deutlich weniger als die Hepatitis-B-Virusinfektion auf die Therapie mit alfa-Interferon an, man braucht sehr lange Behandlungszeiten und sehr hohe Dosen, um einen Therapieerfolg zu erzielen.

Zusammenfassung

Die Rolle von Interferonen in der Behandlung der chronischen Hepatitis B wurde in den letzten Jahren intensiv überprüft. In den meisten prospektiven klinischen Studien in Europa und den USA wurden Patienten mit kompensierter chronischer Hepatitis und serologischen Zeichen der aktiven Virusreplikation mit HBsAg, HBeAg und HBV-DNA-Nachweis behandelt. Die Empfehlungen für eine Interferon-Therapie basieren daher im wesentlichen auf Erfahrungen, die an Patienten mit typischer chronischer Hepatitis B gewonnen wurden. Danach können mit einem Behandlungskurs über 4–6 Monate mit alfa-Interferon, in Dosen von 3 bis 5 Mio. Einheiten täglich, jeden 2. Tag oder 3mal pro Woche Remissionen bei etwa 35 % der behandelten Patienten induziert werden. Merkmale, die ein günstiges Ansprechen auf alfa-Interferon vor Therapiebeginn anzeigen, sind niedrigere HBV-DNA-Spiegel, hohe Aminotransferase-Aktivitäten im Serum, die anamnestische Angabe einer akuten Virushepatitis und das Fehlen einer exogen oder endogen induzierten Immunsuppression. Patienten mit dekompensierter Leberzirrhose sollten nur in ausgewählten Zentren sehr vorsichtig und mit niedrigen Dosen behandelt werden. Das Ansprechen der Therapie im Kindesalter ist unsicher. Kombinationsbehandlungen haben bislang zu keinen höheren Ansprechraten geführt als die Interferon-Monotherapie. In der Regel kann eine alfa-Interferon-Behandlung nach stationärer Therapieeinleitung und Anleitung zur Selbstinjektion ambulant durchgeführt werden.

Literatur

1. Koreman J, Baker B, Waggoner J, Everhart JE, Di Bisceglie AM, Hoofnagle JH (1991) Long-Term Remission of Chronic Hepatitis B after Alpha-Interferon Therapy. Annals Medicine 114: 629–633
2. Perillo RP, Schiff ER, Davis GL, Bodenheimer HC, Linsay K, Payne J, Dienstag JL, O'Brien C, Tamburro C, Jacobson I, Sampliner R, Feit D, Lefkowitch J, Kuhns M, Meschievitz C, Sanghvi B, Albrecht J, Gibas A, and the Hepatitis Interventional Therapy Group (1990) A randomized, controlled trial of Interferon alfa-2b alone and after prednisone withdrawel for the treatment of chronic Hepatitis B. New Engl. J. Med. 323: 295–301

Therapie der chronischen Hepatitis B mit alfa-Interferon: Selektion der Patienten

C. NIEDERAU, M. NIEDERAU, W. STREMMEL
und G. STROHMEYER

Begründung und Ziele der antiviralen Behandlung der chronischen Hepatitis B

Die chronische Hepatitis B ist eine Lebererkrankung, die langfristig bei etwa 30 % der Patienten zu einer Leberzirrhose führt. Das Risiko der Entwicklung eines Leberzellkarzinoms ist bei Patienten mit chronischer Hepatitis B gegenüber der Allgemeinbevölkerung um mehr als das 100fache erhöht. Diese möglichen Komplikationen der chronischen Infektion mit dem Hepatitis-B-Virus (HBV) hat eine deutliche Einschränkung der Lebenserwartung zur Folge. Die Prognose hängt von der Serologie und der Aktivität der Hepatitis ab. Patienten mit positivem HBeAg und chronisch aktiver Hepatitis haben eine deutlich schlechtere Lebenserwartung als Patienten mit negativem HBeAg und chronisch persistierender Hepatitis. Auch bei nur geringer entzündlicher Aktivität besteht aber die Gefahr der Reaktivierung der Virusinfektion. Neben der Einschränkung der Lebenserwartung ist die chronische Hepatitis B häufig mit Beschwerden und Symptomen für den Patienten verbunden. Die eingeschränkte Leistungsfähigkeit und vermehrte Müdigkeit führen nicht selten zum Arbeitsausfall und sogar zur Berentung. Die Patienten mit aktiver HBV-Infektion stellen außerdem eine Infektionsquelle für andere Personen dar. Aus den genannten Gründen (Tabelle 1) wird seit vielen Jahren versucht, eine antivirale Therapie gegen die chronische Virusinfektion mit dem Hepatitis-B-Virus zu finden. Die Ziele einer solchen antiviralen Behandlung der chronischen Hepatitis B sind die dauerhafte Hemmung der aktiven Virusreplikation und Infektiosität, also die Reduktion von HBV-DNA und HBeAg im Serum und letztlich die vollständige Elimination des Virus, also von HBsAg im Serum und den

Tabelle 1. Begründung für eine antivirale Therapie bei chronischer Hepatitis B

- Entwicklung von Leberzirrhose und Leberzellkarzinom
- Einschränkung der Lebenserwartung
  (abhängig von Serologie und Aktivität der Hepatitis)
- Beschwerden und Symptome
- Gefahr der Reaktivierung
  (auch bei geringer entzündlicher Aktivität)
- Infektionsquelle

Tabelle 2. Ziele der antiviralen Behandlung bei chronischer Hepatitis B

● dauerhafte Hemmung der aktiven Virusreplikation und Infektiosität
  - HBV-DNA im Serum
  - HBe-Ag im Serum
● Elimination des Virus
  - HBs-Ag im Serum
  - Hepatitis-Marker in der Leber
● Rückgang der entzündlichen Aktivität
  - Transaminasen
  - Histologie
● Verhinderung von Zirrhose und Leberzellkarzinom
● Verbesserung der Prognose
● Verbesserung von Symptomen und Befunden

Hepatitis-Marker in der Leber (Tabelle 2). Damit verbunden ist ein Rückgang der entzündlichen Aktivität in der Leberhistologie und ein Rückgang der Serumtransaminasen. Das Erreichen dieser Ziele sollte die Entwicklung von Zirrhose und Leberzellkarzinom verhindern, die Prognose verbessern und zudem die Symptome und Befunde der Patienten beseitigen.

Behandlung der chronischen Hepatitis B mit Interferon alfa-2b

Mit der Interferontherapie steht erstmals eine erfolgversprechende Behandlungsmöglichkeit für Patienten mit einer chronischen Hepatitis B und NANB zur Verfügung (Hoofnagle et al. 1986; Hoofnagle et al. 1988). Die Interferontherapie führt allerdings bisher nur bei 35–55 % der Patienten zur Elimination von HBeAg und HBV-DNA und zum Rückgang der entzündlichen Aktivität. Man versucht deshalb, die Erfolgsrate durch eine bessere Selektion der Patienten zu erhöhen.

Die Indikationen zur Behandlung der chronischen Hepatitis B mit Interferon alfa-2b sind in den meisten bisherigen Studien relativ einheitlich gewählt worden (Tabelle 3): Die chronische HBV-Infektion mußte mindestens 6 Monate vorliegen, also sollten HBsAg, HBeAg und HBV-DNA seit mindestens 6 Monaten erhöht sein. Die Infektion mußte außerdem zu einer Hepatitis geführt haben: Entsprechend sollten die Serumtransaminasen auf mindestens das Doppelte der oberen Norm erhöht sein, und es mußte der Nachweis einer chronischen Hepatitis in der Leberhistologie vorliegen. Patienten mit dekompensierter Zirrhose wurden von der Interferontherapie ausgeschlossen, da bei diesen Patienten eine weitere Verschlechterung der Leberfunktion unter der Therapie befürchtet wurde.

Einige Einschluß- und Ausschlußkriterien unterschieden sich aber auch in den bisherigen Studien (Tabelle 3). So wurden die Personengruppen von Drogen- und Alkoholabhängigen, Homosexuellen und Personen mit HIV-

Tabelle 3. Indikationen zur Behandlung der chronischen Hepatitis B mit Interferon alfa-2b in bisherigen Studien

Einheitlich:	Uneinheitlich:
● HBsAg, HBeAg und HBV-DNA seit mindestens 6 Monaten nachweisbar	● Drogen- und Alkoholabhängige
● Serumtransaminasen auf mindestens das Doppelte der oberen Norm erhöht	● Homosexuelle und Personen mit HIV-Antikörpern
● Nachweis einer chronischen Hepatitis in der Leberhistologie	● Infektion im Kindesalter und Behandlung von Kindern
● Patienten mit dekompensierter Zirrhose ausgeschlossen	

Antikörpern in einigen Untersuchungen ausgeschlossen. Weitere Studien schlossen auch Personen aus, die die Infektion bereits im Kindesalter bekommen hatten. Aus diesem Grund wurden in vielen Studien grundsätzlich Personen aus Ländern, in denen die Hepatitis B endemisch ist, ausgeschlossen. Nur sehr wenige Untersuchungen haben sich mit der Interferonbehandlung bei Kindern mit chronischer HBV-Infektion beschäftigt. Eine kleine Zahl von Studien hat die Interferontherapie bei Patienten eingesetzt, die zwar HBV-DNA-positiv aber HBeAg-negativ waren.

Ziel der jetzigen Untersuchungen

Jetzt wurden anhand der eigenen Ergebnisse und mit Hilfe einer Meta-Analyse die Voraussetzungen und Bedingungen untersucht, die den Therapieerfolg einer Interferonbehandlung bei Patienten mit chronischer Hepatitis B beeinflussen. In den 24 berücksichtigten Studien wurden über 700 Patienten mit Interferon alfa-2b behandelt.

Serum-HBV-DNA und Serumtransaminasen

In nahezu allen einzelnen Studien zeigte es sich, daß eine niedrige Serum-HBV-DNA und hohe Serumtransaminasen vor Therapiebeginn mit einer guten Ansprechrate einhergehen (Tabelle 4). Die Durchführung einer Meta-Analyse zu diesen Punkten ist deshalb nicht erforderlich und auch problematisch, da in den vielen Studien die Einzelwerte der HBV-DNA und der Serumtransaminasen nicht angegeben werden. Möglicherweise verbessert eine Vorbehandlung mit Kortikoiden die Erfolgsrate der Interferontherapie bei Patienten mit niedrigen Serumtransaminasen (Tabelle 4). So zeigen auch die eigenen Ergebnisse, daß der Erfolg der sequentiellen Therapie mit Kortikoiden und Interferon nicht vom Ausgangswert der Serumtransaminasen, sehr wohl aber von der HBV-DNA abhängt (Tabelle 5).

Tabelle 4. Ansprechrate der antiviralen Therapie bei chronischer Hepatitis B in Abhängigkeit von der Serum-HBV-DNA und der Serum-GPT. (Nach Perillo et al. 1990 [22])

HBV-DNA (pg/ml)	Interferon e/n (%)	Kortikoid/Interferon e/n (%)
2–99	10/19 (53%)	11/23 (48%)
100–200	5/15 (33%)	4/13 (31%)
>200	0/7 (0%)	1/8 (13%)
GPT (U/l)		
<100	2/12 (17%)	8/18 (44%)
100–200	6/15 (40%)	4/16 (25%)
>200	7/14 (50%)	4/10 (40%)

e/n = erfolgreich behandelte Patienten/Gesamtzahl der behandelten;
(%)= Ansprechrate

Tabelle 5. Bedingungen einer erfolgreichen Kortikoid/Interferontherapie bei chronischer Hepatitis B. (Nach Niederau et al. 1991 [19])

	Erfolg	Mißerfolg
Dauer der Hepatitis [Jahre]	2.8 ± 0.6	5.6 ± 1.4*
HBV-DNA [pg/ml]	98 ± 29	150 ± 11*
GPT [U/l]	102 ± 18	101 ± 21●

Erfolgreiche Therapie bei 10/20 Patienten;
$\bar{x} \pm$ SEM; * P <0.05; ● P >0.05 (Varianzanalyse).

Histologischer Nachweis einer chronisch aktiven Hepatitis

Der histologische Nachweis einer chronisch aktiven Hepatitis ist eine bessere therapeutische Voraussetzung als das Vorliegen einer persistierenden Form (Tabelle 6). Serumtransaminasen und Histologie beschreiben beide die entzündliche Reaktion und müssen deshalb als abhängige Variablen gelten.

Tabelle 6. Histologie der chronisch-aktiven Hepatitis als Voraussetzung für eine erfolgreiche Interferontherapie bei chronischer Hepatitis B. (Brook et al., Hepatology 1989; 10: 761 [1])

	Erfolg		Mißerfolg
	n	%	n
chron. aktive Hepatitis	37	50%	37
chron. persistierende Hepatitis	6	15%	34

$$\chi^2 = 13.54; \ P > 0.01$$

Dauer der HBV-Infektion und Vorgeschichte einer akuten ikterischen Hepatitis

In einer Reihe von Studien war außerdem die Vorgeschichte einer aktuen ikterischen Hepatitis eine gute Voraussetzung für einen Therapieerfolg (Tabelle 7). Die eigenen Erfahrungen und die Ergebnisse der meisten anderen Studien zeigen, daß auch eine kurze Dauer der HBV-Infektion mit einer guten Erfolgsrate der Interferontherapie verbunden ist (Tabelle 5). In einigen Untersuchungen hatte hingegen die Dauer der Infektion keinen wesentlichen Einfluß auf den Erfolg der Interferonbehandlung (Tabelle 7).

Tabelle 7. Dauer der HBV-Infektion und akute ikterische Hepatitis in der Vorgeschichte als Voraussetzungen für eine erfolgreiche Interferontherapie. (Brook et al., Hepatology 1989; 10: 761 [1])

Dauer	Erfolg n	%	Mißerfolg n
<2 Jahre	18	40 %	27
>2 Jahre	25	36 %	44
	$\chi^2 = 0.16$; P >0.2		
Akute Hepatitis in der Vorgeschichte	n	%	n
ja	22	58 %	16
nein	21	28 %	55
	$\chi^2 = 9.8$; P <0.01		

Geschlecht

In einigen Studien sprachen Frauen besser als Männer auf die Interferontherapie an. Die jetzt durchgeführte Meta-Analyse zeigte allerdings keine signifikante Abhängigkeit der Ansprechrate vom Geschlecht (Tabelle 8).

Tabelle 8. Das Geschlecht als Voraussetzung für eine erfolgreiche Interferontherapie bei chronischer Hepatitis B: Meta-Analyse von 355 Patienten aus 8 Studien. (Nach Brook et al. 1989 [1]; Hoofnagle et al. 1988 [10]; Müller et al. 1990 [18]; Niederau et al. 1991 [19]; Perrillo et al. 1988 [21]; Scully et al. 1987 [26]; Thomas et al. 1986 [27])

	Erfolg n	%	Mißerfolg n
Männer	105	34 %	207
Frauen	20	47 %	23
	$\chi^2 = 2.74$; P >0.05		

Sexualverhalten

In einer Reihe von Untersuchungen sprachen heterosexuelle Personen besser als homosexuelle auf die Interferontherapie an. Die jetzt durchgeführte Meta-Analyse zeigte beim Vergleich der Gesamtgruppen der heterosexuellen und der homosexuellen Personen ebenfalls eine signifikante Abhängigkeit der Ansprechrate vom Sexualverhalten, wobei sich die Erfolgsrate beider Personengruppen aber nur um etwa 10 % unterschied (Tabelle 9). Berücksichtigt man bei der Analyse aber nur Personen ohne Nachweis von HIV-Antikörpern, so zeigt sich keine unterschiedliche Ansprechrate zwischen heterosexuellen und homosexuellen Personen (Tabelle 10). Die schlechten Ergebnisse der Interferontherapie bei Homosexuellen in einzelnen Studien sind deshalb wahrscheinlich überwiegend durch den hohen Anteil an HIV-Infizierten in dieser Personengruppe erklärt.

Personen mit HIV-Antikörper

Die Meta-Analyse bestätigt die Berichte verschiedener Einzelstudien über die schlechten Erfolgsaussichten der Interferonbehandlung bei Patienten mit

Tabelle 9. Sexualverhalten als Voraussetzung für eine erfolgreiche Interferontherapie bei chronischer Hepatitis B: Meta-Analyse von 376 Patienten aus 10 Studien. (Nach Brook et al. 1989 [1]; Dusheiko et al. 1985 [3]; Hess u. Meyer zum Büschenfelde 1986 [7]; Hoofnagle et al. 1988 [10]; Mc Donald et al. 1987 [17]; Novick et al. 1984 [20]; Perrillo et al. 1988 [21]; Perrillo et al. 1990 [22]; Scully et al. 1987 [26]; Thomas et al. 1986 [27]

| | Erfolg | | Mißerfolg |
	n	%	n
Heterosexuelle	69	41 %	100
Homosexuelle	61	30 %	146

$$\chi^2 = 5.31; \ P < 0.05$$

Tabelle 10. Sexualverhalten als Voraussetzung für eine erfolgreiche Interferontherapie bei chronischer Hepatitis B: Meta-Analyse von 327 Patienten aus 9 Studien. (Nach Brook et al. 1989 [1]; Dusheiko et al. 1985 [3]; Hess u. Meyer zum Büschenfelde 1986 [7]; Hoofnagle et al. 1988 [10]; Mc Donald et al. 1987 [17]; Novick et al. 1984 [20]; Perrillo et al. 1990 [22]; Scully et al. 1987 [26]; Thomas et al. 1986 [27])

| | Erfolg | | Mißerfolg |
	n	%	n
Heterosexuelle	67	41 %	97
Homosexuelle	53	33 %	110
(HIV-AK negativ)			

$$\chi^2 = 2.45; \ P > 0.05$$

Tabelle 11. Der Nachweis von HIV-Antikörpern als Voraussetzung für eine erfolgreiche Interferontherapie bei chronischer Hepatitis B: Meta-Analyse von 238 Patienten aus 7 Studien. (Nach Brook et al. 1989 [1]; Hess u. Meyer zum Büschenfelde 1986 [7]; Hoofnagle et al. 1988 [10]; Mc Donald et al. 1987 [17]; Perrillo et al. 1988 [21]; Scully et al. 1987 [26]; Thomas et al. 1986 [27])

| | Erfolg | | Mißerfolg |
	n	%	n
HIV-Ak +	7	12 %	50
HIV-Ak –	74	41 %	107

$$\chi^2 = 15.79; \; P < 0.01$$

HBV-Infektion und zusätzlicher HIV-Infektion, bei denen die Ansprechrate nur etwa 12 % beträgt und damit die spontane Serokonversionsrate kaum übertrifft (Tabelle 11).

HDV-Infektion

Die Meta-Analyse bestätigte außerdem Einzelberichte über die schlechte Wirksamkeit der Interferontherapie bei zusätzlicher Infektion mit dem Delta-Virus (Tabelle 12).

Tabelle 12. HDV-Infektion und Erfolg einer Interferontherapie bei chronischer Hepatitis B: Meta-Analyse von 61 Patienten aus 5 Studien. (Nach Farci et al. 1989 [4]; Hoofnagle et al. 1987 [9]; Porres et al. 1989 [23]; Rosina et al. 1989 [24]; Rosina et al. 1987 [25])

| | Erfolg | | Mißerfolg |
	n	%	n
HDV-Infektion	5	8 %	56
keine HDV-Infektion	ca.: 40 %		

HBV-Infektion im Kindesalter

Noch deutlicher als durch eine lange Dauer der Infektion wird die Erfolgsrate der Interferontherapie reduziert, wenn die Infektion bereits im Kindesalter erfolgte. Dies ist wahrscheinlich auch die Erklärung, warum Patienten mit chronischer Hepatitis B aus dem chinesischen Raum sehr schlecht auf die Interferontherapie ansprechen (Tabelle 13). Hier erfolgt die Infektion meistens in der (frühen) Kindheit (Leung et al. 1989; Lok et al. 1989; Lok et al. 1988). Die relativ schlechten Erfolge der Interferontherapie in einigen Studien aus Südeuropa sind wahrscheinlich auch durch die frühzeitige

42   C. Niederau et al.

Tabelle 13. Erfolgsrate der Interferontherapie bei chinesischen Patienten mit chronischer Hepatitis B: Meta-Analyse von 210 Patienten aus 3 Studien. (Nach Leung et al. 1989 [13]; Lok et al. 1989 [14]; Lok et al. 1988 [15])

	Erfolg		Mißerfolg
	n	%	n
Interferon	25	17%	122
Kontrolle	5	8%	59

$$\chi^2 = 3.2; \; P > 0.05$$

Erfolgsrate in Europa und USA: 40%

Infektion im Kindesalter erklärt (Fattovich et al. 1989). Erfolglos war die Interferontherapie bisher bei chinesischen Kindern mit chronischer Hepatitis B (Tabelle 14).

Tabelle 14. Ansprechrate der Interferontherapie bei chinesischen Kindern mit chronischer Hepatitis B: Meta-Analyse von 114 Patienten aus 2 Studien. (Nach Lai et al. 1987 [11]; Lai et al. 1989 [12])

	Erfolg		Mißerfolg
	n	%	n
Interferon	1	2%	41
Kortikoide/Interferon	4	13%	27
Kontrolle	0	0%	42

$$\chi^2 = 3.1; \; P > 0.05$$

HBV-Infektion mit positiver Serum-HBV-DNA und negativem HBeAg

Die Interferontherapie führt auch bei Patienten mit positiver HBV-DNA und negativem HBeAg zu einer Besserung der entzündlichen Aktivität. Die

Tabelle 15. Interferonbehandlung bei chronischer Hepatitis B und positiver Serum-HBV-DNA: Erfolge bei Patienten ohne Nachweis von HBeAg im Serum. Meta-Analyse von 59 Patienten aus 2 Studien. (Nach Brunetto et al. 1988 [2]; Hadziyannis et al. 1989 [6])

	HBV-DNA im Serum 6 Monate nach Therapieende		
	−	%	+
Interferon	15	(52%)	14
Kontrolle	3	(10%)	27

$$\chi^2 = 12.11; \; P < 0.01$$

Behandlungserfolg bei positiver HBV-DNA und positivem HBe-Ag im Sinne einer dauerhaften Elimination der HBV-DNA: 40–50%.

Meta-Analyse der wenigen vorliegenden Studien bei dieser Patientengruppe zeigte, daß die Interferonbehandlung die HBV-DNA in einem ähnlich hohen Prozentsatz eliminiert wie bei Patienten mit positivem HBeAg (Tabelle 15). Weitere Untersuchungen müssen klären, ob die Interferongabe bei dieser Patientengruppe mit negativem HBeAg durch die Hemmung der Virusreplikation zur Verbesserung der Prognose führt.

Zusammenfassung

Die Ergebnisse der jetzigen Analysen führen zu folgenden Schlußfolgerungen (Tabelle 16):

Patienten mit niedriger HBV-DNA, einer hohen entzündlichen Aktivität, einer kurzen Dauer der Infektion und einer Vorgeschichte mit akuter ikterischer Hepatitis haben die besten Erfolgsaussichten für die Interferonbehandlung. Selbst wenn alle diese Voraussetzungen fehlen, kann die Behandlung im Einzelfall doch zu einer Serokonversion führen, so daß die genannten Kriterien nicht zum Ausschluß von bestimmten Patienten führen. Das Geschlecht und das Sexualverhalten haben keinen wesentlichen Einfluß auf den Erfolg der Interferontherapie. Möglicherweise haben auch Patienten mit einer Drogenanamnese eine weitgehend normale Ansprechrate, falls sie keine zusätzliche HIV- oder HDV-Infektion aufweisen. Dagegen zeigen Patienten mit HIV- oder HDV-Infektion so schlechte Ansprechraten, daß eine Behandlung hier nur im Rahmen von speziellen Studien erfolgen sollte. Eine ähnliche Aussage gilt auch für Patienten, bei denen die Infektion bereits im Kindesalter erfolgte, und für Kinder mit chronischer Hepatitis B.

Tabelle 16. Voraussetzungen für eine erfolgreiche Interferontherapie bei chronischer Hepatitis B

	Voraussichtlicher Erfolg (+) oder Mißerfolg (−)	
niedrige HBV-DNA	+	+
hohe Transaminasen	+	+
(chron. aktive Hepatitis)		
kurze Dauer der Infektion	+	
weibliches Geschlecht	+	?
Homosexualität	−	?
Infektion im Kindesalter	−	−
HDV-Infektion	−	−
HIV-Infektion	−	−
Behandlung von Kindern	−	−

Literatur

1. Brook MG, Karayiannis P, Thomas CT (1989) Which patients with chronic hepatitis B virus infection will respond to α-interferon therapy? A statistical analysis of predictive factors. Hepatology 10: 761–763
2. Brunetto MR, Criscuolo D, Actis CG, et al. (1988) Treatment of chronic type B hepatitis, positive for the antibody to hepatitis B e antigen with alpha-2A-interferon. Ann Med Interne 139: 130–131
3. Dusheiko G, di Besceglie A, Bowyer S, et al. (1985) Recombinant leukocyte interferon treatment of chronic hepatitis B. Hepatology 5: 556–560
4. Farci P, Karayiannis P, Brook MG et al. (1989) Treatment of chronic hepatitis delta virus (HDV) infection with human lymphoblastoid alpha interferon. Q J Med 73: 1045–1054
5. Fattovich G, Brollo L, Boscaro S, et al. (1989) Long-term effect of low dose recombinant interferon therapy in patients with chronic hepatitis B. J Hepatol 9: 331–337
6. Hadziyannis SJ, Bramou Th, Makris A, Manessis E, Moussoulis G, Zignego L (1989) Interferon treatment of HBeAg negative/serum HBV-DNA positive chronic hepatitis type B. In: Management of chronic viral hepatitis: Focus on INTRON A (interferon alfa-2b). Adelphi Communications, Macclesfield, UK, pp 54–55
7. Hess G, Meyer zum Büschenfelde KH (1986) Modification of hepatitis B virus infection by recombinant leukocyte alpha A interferon. Immunobiology 172: 255–261
8. Hoofnagle JH, Mullen KD, Jones DB, et al. (1986) Treatment of chronic non-A, non-B Hepatitis with recombinant human alpha interferon. N Engl J Med 315: 1575–1578
9. Hoofnagle JH, Mullen KD, Peters M, et al. (1987) Treatment of chronic delta hepatitis with recombinant human alpha interferon. Prog Clin Biol Res 234: 291–298
10. Hoofnagle JH, Peters M, Mullen KD, et al. (1988) Randomized, controlled trial of recombinant human α-interferon in patients with chronic hepatitis B. Gastroenterology 95: 1318–1325
11. Lai CL, Lok ASF, Lin HJ, et al. (1987) Placebo-controlled trial of recombinant α-interferon in Chinese HBsAg carrier children. Lancet 2: 877–880
12. Lai CL, Lok ASF, Lin HJ, et al. (1989) Use of recombinant alpha2 interferon (r-IFN) with or without steroid in Chinese HBsAg carrier children: A prospective double-blind controlled trial. Gastroenterology 96: A623
13. Leung NWY, Lau TC, McGuire LJ, Tam JSL (1989) Recombinant Interferon Alfa-2b (INTRON A) treatment following prednisone withdrawal in chronic hepatitis B patients in Hong Kong – a randomized controlled trial. In: Management of chronic viral hepatitis: Focus on INTRON A (interferon alfa-2b). Adelphi Communications, Macclesfield, UK, p 61
14. Lok ASF, Lai CL, Lau JYN, WU PC (1989) Effects of age, serum ALT level and prednisone withdrawal on the response to α-interferon (IFN) therapy in Chinese patients with chronic HBV infection. Gastroenterology 96: A623
15. Lok ASF, Lai CL, Wu PC, Leung EKY (1988) Long-term follow-up in a randomized controlled trial of recombinant α-interferon in Chinese patients with chronic hepatitis B infection. Lancet ii: 298–302.
16. Lok ASF, Lai CL, Wu PC, Lau JYN, Leung EKY, Wong LSK, Fung YL (1989) Randomized controlled trial of recombinant interferon alfa-2b with or without prior prednisone in chinese adults. In: Management of chronic viral hepatitis: Focus on INTRON A (interferon alfa-2b). Adelphi Communications, Macclesfield, UK, pp 50–51
17. McDonald JA, Caruso L, Karayiannis P, Scully LJ, Harris JRW, Forster GE, Thomas HC (1987) Diminished responsiveness of male homosexual chronic hepatitis B virus carriers with HTLV-III antibodies to recombinant α-interferon. Hepatology 7: 719–723

18. Müller R, Baumgarten R, Markus R, et al. (1990) Behandlung der chronischen Hepatitis B mit Interferon α-2b. Dtsch. med. Wschr 115: 403–407
19. Niederau C, Niederau M, Stremmel W, Strohmeyer G (1991) Sequentielle Corticoid(α-Interferon-(IF)-Behandlung der chronischen Hepatitis (HB): Vorläufige Ergebnisse einer prospektiven, randomisierten unizentrischen Studie. Z Gastroenterol, im Druck
20. Novick DM, Lok ASF, Thomas HC (1984) Diminished responsiveness of homosexuel men to antiviral therapy for HBsAg-positive chronic liver disease. j Hepathol 1: 29–35
21. Perrillo RP, Regenstein FG, Peters MG, DeSchryver-Kecskemeti K, Bodicky CJ, Campbell CR, Kuhns MC (1988) Prednisone withdrawal followed by recombinant alpha interferon in the treatment of chronic type B hepatitis. Ann Int Med 109: 95–100
22. Perillo RP, Schiff ER, Davis GL, et al. (1990) A randomized controlled trial of interferon alfa-2b alone and after prednisone withdrawal for the treatment of chronic hepatitis B. N Engl J Med 323: 295–301
23. Porres JC, Carreno V, Bartolome J, Moreno A, Galiana F, Quiroga JA (1989) Treatment of chronic delta inifection with recombinant human interferon alpha 2c at high doses. J Hepatol 9: 338–344
24. Rosina F, Pintus C, Sansalvadore F, et al. (1989) Long-term interferon therapy of chronic hepatitis D: A multicenter Italian study. J Hepatol 10: 336–341
25. Rosina F, Saracco G, Lattore V, et al. (1987) Alpha 2 recombinant interferon in the treatment of chronic hepatitis delta virus hepatitis. Prog Clin Biol Res 234: 299–303
26. Scully LJ, Shein R, Karayiannis P, et al. (1987) Lymphoblastoid therapy of chronic HBV infection. A comparison of 12 versus 24 weeks of thrice weekly treatment. J Hepatol 5: 51–58
27. Thomas HC, Scully LJ, Mc Donald JA (1986) Lymphoblastoid and recombinant alpha 2a interferon therapy of chronic hepatitis B virus infection. J Hepatol (suppl. 3) 3: 193–197

Verlaufskontrolle der rezidivierenden Hepatitis B und Delta bei Patienten nach Lebertransplantation und Therapie mit rekombinantem Interferon alfa

U. HOPF, P. NEUHAUS, H. LOBECK, V. KÖNIG, S. KÜTHER,
J. BAUDITZ, W.-O. BECHSTEIN, G. BLUMHARDT, R. STEFFEN,
R. NEUHAUS und D. HUHN

Einleitung

Die Leberzhirrhose im Endstadium stellt die Hauptindikation für eine orthotope Lebertransplantation (OLT) dar. Als häufige Komplikation, die mit einer erhöhten Mortalität der Patienten mit Virushepatitis einhergeht, kommt es zu einer Reinfektion des Transplantats (Demetris et al. 1986; Portmann et al. 1986). Daher sind Patienten mit persistierender Hepatitis-B-Virus(HBV-)Replikation an einigen Kliniken von der OLT ausgeschlossen worden (van Thiel et al. 1984; Iwatsuki et a. 1988). Die Reinfektion des Transplantats mit Hepatitis-Delta-Virus (HDV) konnte man bei einem großen Anteil der transplantierten Patienten mit HDV-Begleitinfektion unabhängig vom Status der HBV-Replikation beobachten (Rizetto et al. 1987; Colledan et al. 1987; Colledan et al. 1989; Reyne et al. 1989; Agnes et al. 1989; Ferla et al. 1988; Zignego et al. 1990). Das histologische Spektrum der Transplantatschädigung nach Reinfektion mit Hepatitisviren reichte von der schwachen Mesenchymreaktion über die akute Hepatitis unterschiedlicher Ausprägung bis zur chronischen Hepatitis mit in einigen Fällen rascher Progression zur Zirrhose (Demetris et al. 1986; Lautz et al. 1989).

Die Gabe von anti-HBs-Hyperimmunglobulin (HIg) in der anhepatischen Phase und während der ersten Wochen nach OLT führte zu einem vorübergehenden Verschwinden des HBsAg aus den Serumproben, doch verhinderte sie die Reinfektion des Transplantats nicht (Lauchart et al. 1987 [17]). Daher behandelte die Arbeitsgruppe in Hannover die Patienten 1 Jahr lang nach der OLT mit anti-HBs-HIg. Die Serumproben der meisten Patienten blieben während der prophylaktischen Behandlung HBsAg-negativ (Lauchart et al. 1987 [18]). Die Reinfektion des Transplantats durch HDV wurde mit diesem Therapieschema verzögert, jedoch nicht verhindert (Colledan et al. 1989; Zignego et al. 1990). In einer Pilotstudie gaben wir den Patienten im Anschluß an die OLT rekombinantes Interferon-alfa (rIFNα), da sich diese Substanz in der Therapie der Virushepatitis als wirksam erwiesen hatte.

Patienten und Methoden

Patienten

In der Zeit von September 1988 bis Dezember 1990 unterzogen sich in unserer Universitätsklinik 126 Patienten einer OLT. Die 1-Jahres-Überlebensrate betrug 92 %. Von den 126 Patienten waren vor dem Eingriff 29 HBsAg-positiv gewesen. 11 von diesen 29 Patienten erhielten rIFNα (Intron A, Essex, München/BRD) 1–5 mU s.c. 3mal wöchentlich für 3 Monate nach OLT. Die Standard-Immunsuppression mit Cyclosporin, Azathioprin, Kortikosteroiden und ATG wurde modifiziert, um die Kortikosteroiddosierung herabzusetzen. Die Leberenzymwerte wurden engmaschig kontrolliert. Alle Patienten erhielten anti-HBs-HIg (Hepatect®, Biotest, Frankfurt/BRD) mit einer Initialdosis von 10.000 E und anschließend 1.000–2.000 E/Tag während der ersten postoperativen Woche. Drei Patienten (OLT-Nr. 19, 26 und 29) erhielten eine Dauertherapie mit anti-HBs-HIg, um die anti-HBs-Titer über 100 U/l zu halten. Genauere Informationen zum Patienten OLT-Nr. 3 wurden bereits an anderer Stelle veröffentlicht (Bechstein et al. 1989).

Hepatitis-Virus-Marker im Serum

HBsAg, anti-HBs, anti-HBe, anti-HBc-(IgG + IgM), anti-HBc-(IgM), anti-HD-(IgG + IgM) und anti-HD-IgM wurden mit Hilfe von kommerziellen Testsystemen (Sorin Biomedica, Hamburg/BRD) bestimmt. HBV-DNA wurde mit Hilfe der Spot-Blot-Hybridisierung nach der Beschreibung von Maniatis et al. (1982) nachgewiesen. Die Antikörperaktivität gegen das Hepatitis-C-Virus wurde mit dem kommerziellen Test-Kit von Ortho Diagnostic Systems (Neckargemünd/BRD) ermittelt.

Die Polymerase-Kettenreaktion (PCR) erfolgte mit Primern für die Sequenzen der HBV-Oberflächen- und -Coregene, wie dies an anderer Stelle beschrieben wurde (Kaneko et al. 1989; Larzul et al. 1988). Das HDV-Genom wurde in der folgenden Weise mit Hilfe der PCR nachgewiesen: HDV-RNA wurde aus den Serumproben und dem Lebergewebe gemäß der an anderer Stelle beschriebenen Technik (Chomczynski u. Sacchi 1987) extrahiert. Nach der Transkription von HDV-RNA in HDV-cDNA wurden zwei Amplifikationsstufen nach dem „nested primer principle" (Mullis u. Faloona 1987) durchlaufen. Zur Amplifikation eines Produktes von 296 bp verwendeten wir die externen Primer p 728 und p 730 [21]. In der zweiten PCR wurde mit den internen Primern p 729 und p 731 ein Produkt von 262 bp amplifiziert. (Die Primer waren ein Geschenk von Francesco Negro, S. Giovanni Battista Hospital, Turin/Italien).

Hepatitis-Virus-Marker im Lebergewebe

Die Immunfluoreszenz-(IFL-)Studien wurden an Kryoschnitten (4–6 µm) durchgeführt, die bei Raumtemperatur 30 min lang mit 100 µl Fluorescein-

Isothiocyanat (FITC) konjugiertem Antiserum gegen HBsAg, HBcAg oder HDAg, 1:4 verdünnt, in einer feuchten Kammer inkubiert wurden. Die Schnitte auf den Objektträgern wurden 3mal mit phosphatgepufferter Kochsalzlösung gespült. FITC-konjugiertes normales menschliches Serum diente als Kontrolle. Die immunhistochemischen Analysen wurden an Paraffinschnitten der Leber mit Hilfe der APAAP-Technik und Antikörpern gegen HBsAg, HBcAg und Cytomegalievirus (CMV) durchgeführt. Das Lebergewebe wurde außerdem in der PCR, wie oben beschrieben, auf HBV-DNA und HDV-RNA untersucht.

Histologische Leberbefunde

Für die lichtmikroskopische Untersuchung wurden formalinfixierte Paraffinschnitte der Biopsien in der Haematoxylin-Eosin-, Masson-Goldner-, Eisen- und PAS-Färbung verwendet.

Ergebnisse

Verträglichkeit des rIFNα

Bei allen Patienten zeigten sich nach der ersten Behandlung mit rIFNα grippeähnliche Symptome unterschiedlicher Intensität. Eine Verringerung dieser Nebenwirkungen konnte man bei allen Patienten innerhalb von 2–3 Wochen verzeichnen, wobei die Beschwerden in keinem Fall zum Absetzen der Therapie zwangen. Die rIFNα-Dosis wurde in 4 Fällen aufgrund einer Thrombozytopenie oder Granulozytopenie reduziert. Bei einem Patienten (OLT-Nr. 26) ergaben sich unter der rIFNα-Behandlung Hinweise auf eine leichte akute Abstoßung. Die Behandlung bestand hier in der Erhöhung der Kortikosteroiddosis. Ernste Abstoßungsreaktionen wurden nicht gesehen.

Marker für HVB und HDV im Serum

Alle 11 Patienten waren vor der Operation HBsAg-positiv, davon 2 HBeAg-positiv und 4 HBV-DNA-positiv (s. Tabelle 1). Direkt nach der OLT waren 9 der 11 Patienten HBsAg-negativ, von denen wiederum 6 in dem anschließenden Beobachtungszeitraum HBsAg-positiv wurden (Abb. 1 und 2). Drei Patienten blieben HBsAg-negativ und erhielten prophylaktisch eine Langzeittherapie mit anti-HBs-HIg. HBV-DNA wurde im postoperativen Verlauf bei 7 der 11 Patienten nachgewiesen. Die Untersuchung der HBV-DNA in der Spot-Blot-Hybridisierung und in der PCR (Core-Gen-Primer) ergaben weitgehend übereinstimmende Befunde. In der PCR wurde die HBV-DNA mit den Primern für Core-Gensequenzen früher demon-

Tabelle 1. Präoperative Marker der Virushepatitis im Serum von 11 HB$_s$Ag-positiven Patienten

OLT-Nr.	Alter	Geschl.	Diagnose	Hb$_e$Ag/ anti-HB$_e$	HBV-DNA (SBH/PCR)	anti-HD/ HDV-RNA
1	32	W	FH	–/–	–/–	–/–
3	34	M	PHC	–/–	–/–	–/–
4	33	M	PHC	–/+	–/–	+/+
9	39	W	PHC	–/+	–/–	+/+
11	55	M	PHC	+/–	+/+	–/–
19	37	M	PHC	–/+	+/+	–/–
23	56	M	PHC	–/–	–/+	–/–
26	37	M	PHC	–/+	–/–	–/–
29	32	M	PHC	–/+	–/–	+/+
31	39	W	PHC	–/+	–/–	+/+
46	48	M	PHC	+/–	+/+	–/–

FH: fulminante Hepatitis; *PHC:* posthepatitische Zirrhose; *SBH:* Spot-Blot-Hybridisierung; *PCR:* polymerase chain reaction

striert als mit Primern für Core-Gensequenzen. Es ergaben sich keine Hinweise für einen positiven Effekt der rIFNα auf die serologischen HBV-Marker.

Die 4 Patienten mit einer HDV-Begleitinfektion waren vor und direkt nach der Transplantation positiv für anti-HD (in 3 Fällen anti-HD-IgM-positiv) und HDV-RNA, und zwar unabhängig vom Vorhandensein von HBsAg (Abb. 2). Unter der rIFNα-Behandlung wurden die Sera von 2 Patienten negativ für HDV-RNA. Allerdings war die HDV-RNA nach 3–4 Wochen der Behandlung wieder nachweisbar (Abb. 3). Die übrigen 2 Patienten mit HDV-Begleitinfektion blieben den gesamten Beobachtungszeitraum hindurch HDV-RNA-positiv.

Marker für HBV und HDV im Lebergewebe

In der IFL- und APAAP-Analyse ließ sich HBsAg im Zytoplasma der Leberzellen aus den explantierten Lebern bei 5 der 11 Patienten (OLT-Nr. 3, 4, 9, 23 und 46) nachweisen; HBcAg fand man in einem Fall (OLT-Nr. 11) in den Zellkernen der Hepatozyten (Abb. 1). Die Gewebeproben aus den explantierten Organen waren für HBcAg bei 4 Patienten mit HDV-Begleitinfektion negativ. Die PCR mit Primern für HBsAg-Gensequenzen war in 7 Fällen (OLT-Nr. 3, 4, 9, 11, 23, 31 und 46) und für Core-Gensequenzen bei 5 Patienten (OLT-Nr. 11, 19, 23, 31 und 46) positiv.

Die Leberbiopsien aller 11 Patienten waren bei der immunhistologischen Bestimmung in den ersten zwei Monaten nach der OLT für HBsAg und HBcAg negativ. Bei 8 Patienten, die kurze prophylaktische Behandlungszyklen mit anti-HBs-HIg erhalten hatten, kam es zu einer HBV-Reinfektion unter Nachweis von HBsAg und HBcAg im Lebergewebe. Bis zu 90 % der Hepatozyten waren positiv für HBcAg, welches in den Zellkernen, im Zytoplasma und auf den Zellmembranen gefunden wurde. Die Verlaufskontrollen der Leberbiopsien zeigten bei 2 der 4 Patienten mit HDV-Begleitin-

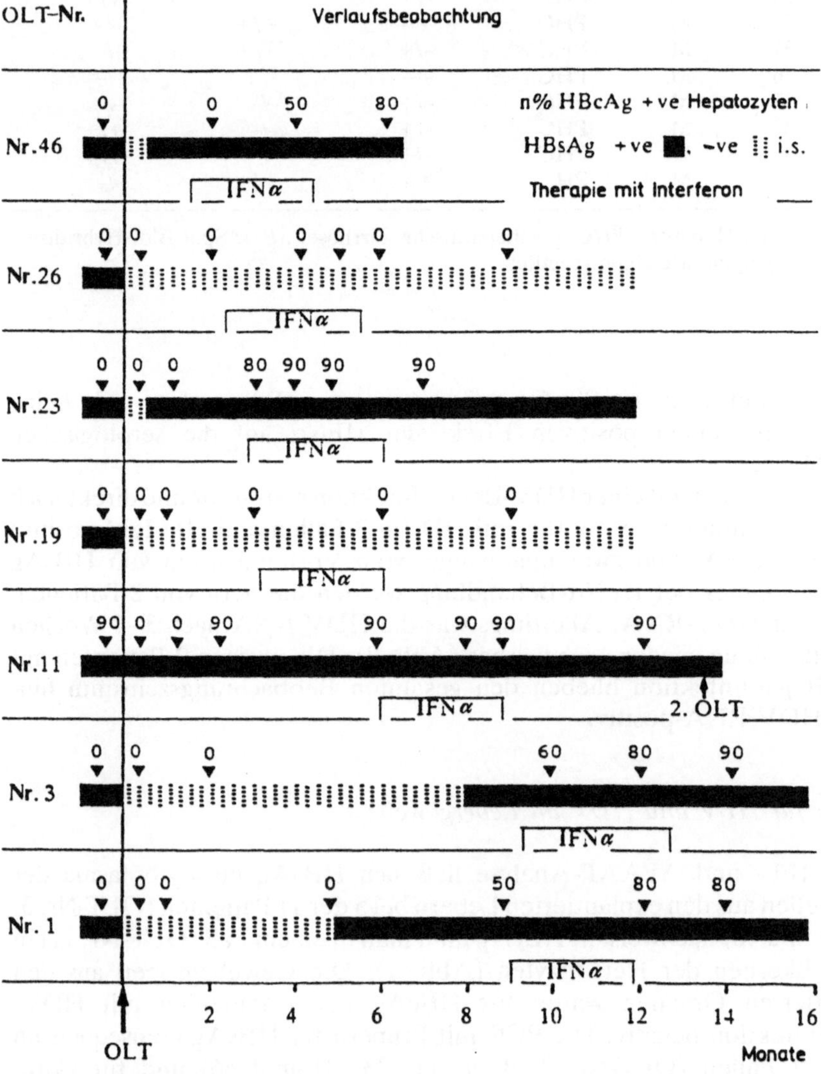

Abb. 1. Daten von 7 Patienten mit HBV-Infektion vor und nach orthotoper Lebertransplantation (OLT) und Behandlung mit Interferon alfa (IFNα). Das anti-HBs-Hyperimmunglobulin wurde bei den Patienten OLT-Nr. 1, 3, 11, 23 und 46 als Kurzzeitprophylaxe und bei den Patienten OLT-Nr. 19 und 26 als Langzeittherapie gegeben. Die Dreiecke bezeichnen einen Leberbiospie; die schwarze Balken stellen das HBsAg im Serum.

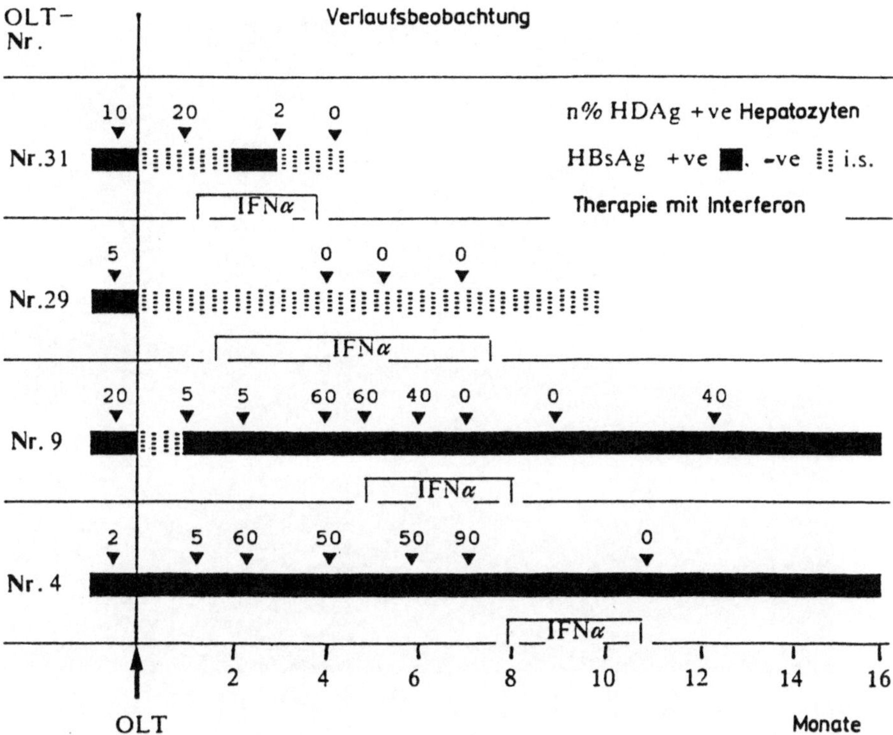

Abb. 2. Daten von 4 Patienten, die vor und nach der OLT eine HDV-Begleitinfektion hatten. Die Patienten OLT Nr. 4, 9 und 31 erhielten eine Kurzzeitprophylaxe und OLT-Nr. 29 eine Langzeitprophylaxe mit anti-HBs-Hyperimmunglobulin.

fektion (OLT-Nr. 4 und 9) HBsAg, in einem Fall (OLT-Nr. 9) wurde HBcAg nachgewiesen. In der PCR zeigte sich HBV-DNA in allen Leberbiopsien, die nach den Immunfluoreszenz- und immunhistologischen Untersuchungen HBsAg oder HBcAg enthielten (Abb. 4). HBV-DNA wurde früher entdeckt, wenn Primer für Oberflächengene verwandt wurden, als wenn, wie bei 2 Patienten (OLT-Nr. 3 und 31), Core-Gen-Primer eingesetzt wurden. Es kam unter der Behandlung mit rIFNα zu keiner signifikanten Änderung der HBV-Replikationsparameter. Der Anteil der Hepatozyten mit positivem HBcAg-Befund blieb unter der rIFNα-Behandlung bei 3 Patienten auf hohem Niveau konstant und stieg bei 4 weiteren Patienten an (s. Abb. 1).

Die 4 Patienten mit HDV-Begleitinfektion erlitten eine HDV-Reinfektion des Lebertransplantats. Alle Biopsien des Transplantats waren während der Verlaufsbeobachtung für HDV-RNA positiv. Die Untersuchungen mit Hilfe der IFL-Technik konnten HDAg in den Zellkernen und im Zytoplasma der Hepatozyten bei 3 der 4 Patienten nachweisen (Abb. 5). Unter der Behandlung mit rIFNα kam es im Lebergewebe zu einem starken Abfall des

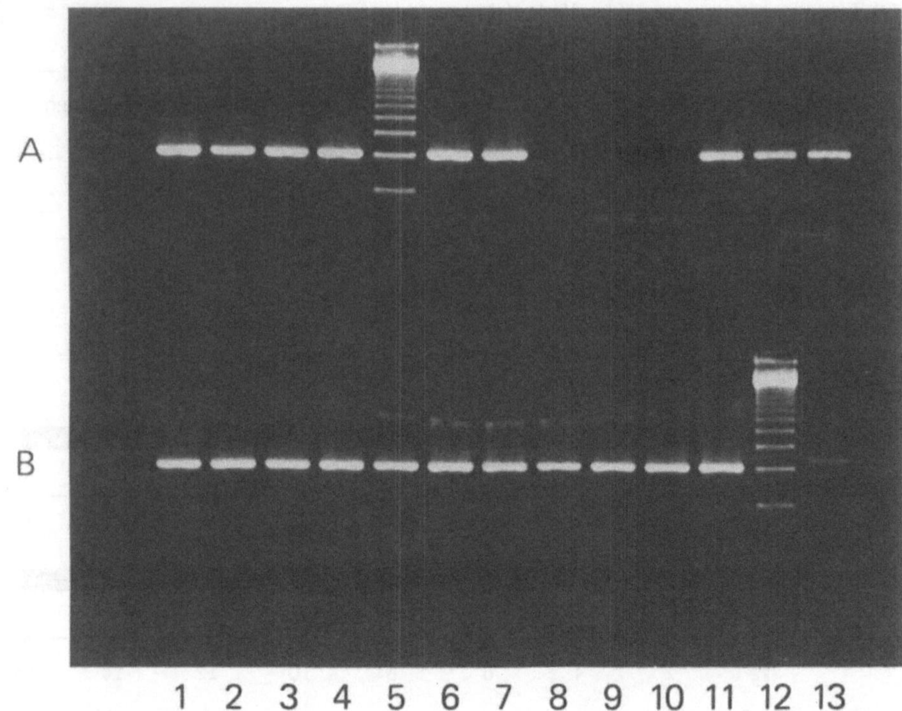

Abb. 3. Verlauf der HDV-RNA in der PCR in Lebergewebe und Serum der Patienten OLT-Nr. 31 (Teil A) und OLT-Nr. 9 (Teil B). Teil A – Spur 1: explantierte Leber; Spuren 2–4: Biopsien aus dem Tansplantat (s. Abb. 2); Spur 5: Standard-123-bp-DNA-„Leiter"; Spuren 6–13: Serumproben nach OLT. Unter der Behandlung mit rIFNα war das Serum vorübergehend für HDV-RNA-negativ. Teil B – Spur 1: explantierte Leber, Spuren 2–4: 2., 4. und 6. Biopsie aus dem Transplantat; Spuren 5–11: Serumproben nach OLT vor Behandlung mit rIFNα (Spur 5), während der Behandlung (Spuren 6 und 7) und nach der Behandlung (Spuren 8–11); Spur 12: Standard-123-bp-DNA-„Leiter"; Spur 13: Amplifikationsprodukt von 296 bp nach der ersten PCR.

HDAg, wobei die Leberbiopsien zum Ende der Behandlungszeit HDAg-negativ wurden. In 2 Fällen tauchte das HDAg nach der rIFNα-Behandlung wieder in den Leberbiopsien auf.

Histologische Befunde in den transplantierten Organen

In der Abb. 6 sind die morphologischen Befunde während der Verlaufsbeobachtung zusammengefaßt. Acht der 11 Patienten zeigten eine leichte akute Abstoßungsreaktion (Stadium I), 6 davon vor der Behandlung mit rIFNα. Die Abstoßung Stadium I wird definiert als leichte, lympho-histiozytäre

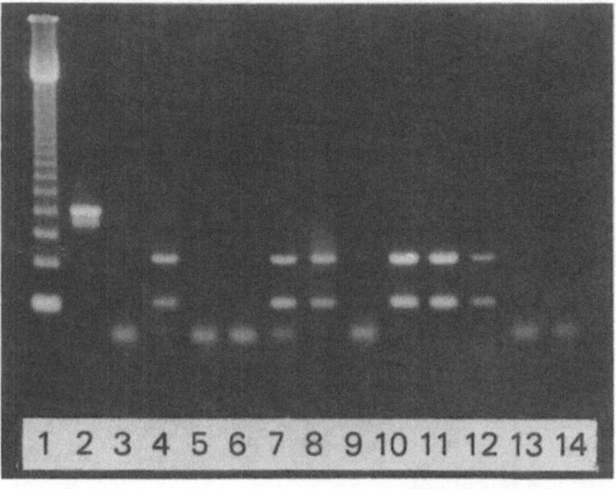

Abb. 4. Nachweis der HBV-DNA im Lebergewebe mit Hilfe der PCR mit Primern für konservierte Oberflächenregionen-(128 bp-) und Core-(279 bp-)Gensequenzen. Spur 1: Standard-123-bp-DNA-„Leiter"; Spur 2: Lambda-Kontrolle; Spuren 3: H$_2$O-Kontrolle; Spuren 4–7: Patient OLT-Nr. 1 – explantierte Leber und 2., 3. und 4. Biopsie (s. Abb. 1); Spuren 8–11: Patient OLT-Nr. 23 – explantierte Leber und 2., 3. und 4. Biopsie; Spuren 12–14: Patient OLT-Nr. 26 – explantierte Leber und 2., 3. und 4. Bopsie.

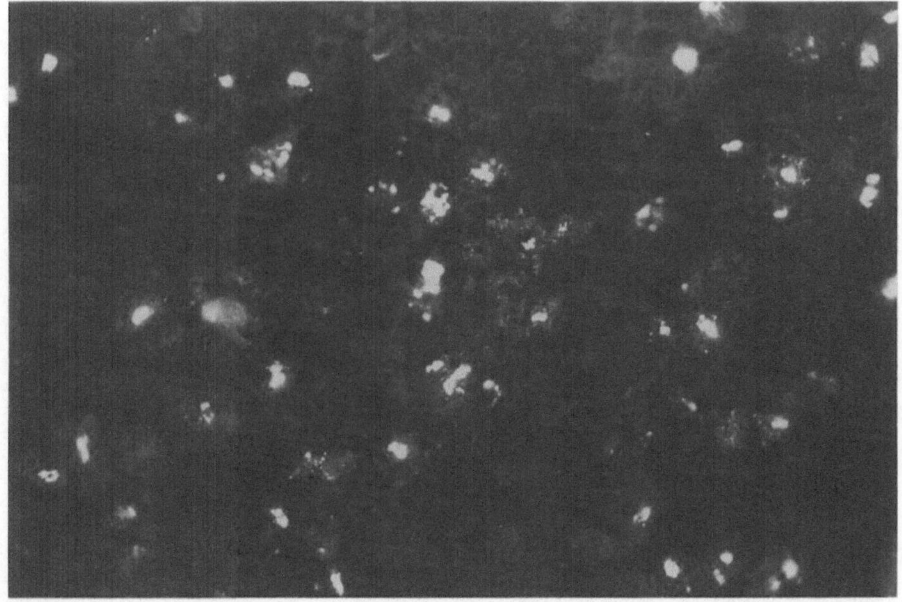

Abb. 5. Demonstration des hepatitis-Delta-Antigens bei HDV-reinfizierten Lebertransplantaten von Patient OLT-Nr. 9 (direkte Immunfluoreszenztechnik; 630 × vergrößert).

portale Infiltration mit leichter endothelialer Entzündungsreaktion der portalen und zentralen Venen, gelegentlich Mottenfraßnekrosen und leichten Epithelveränderungen in den Gallengängen. Bei einem Patienten wurde eine chronische Abstoßungsreaktion beobachtet, die durch portale Fibrose, Epithelläsionen, zahlenmäßige Verringerung und partiellen Verlust der

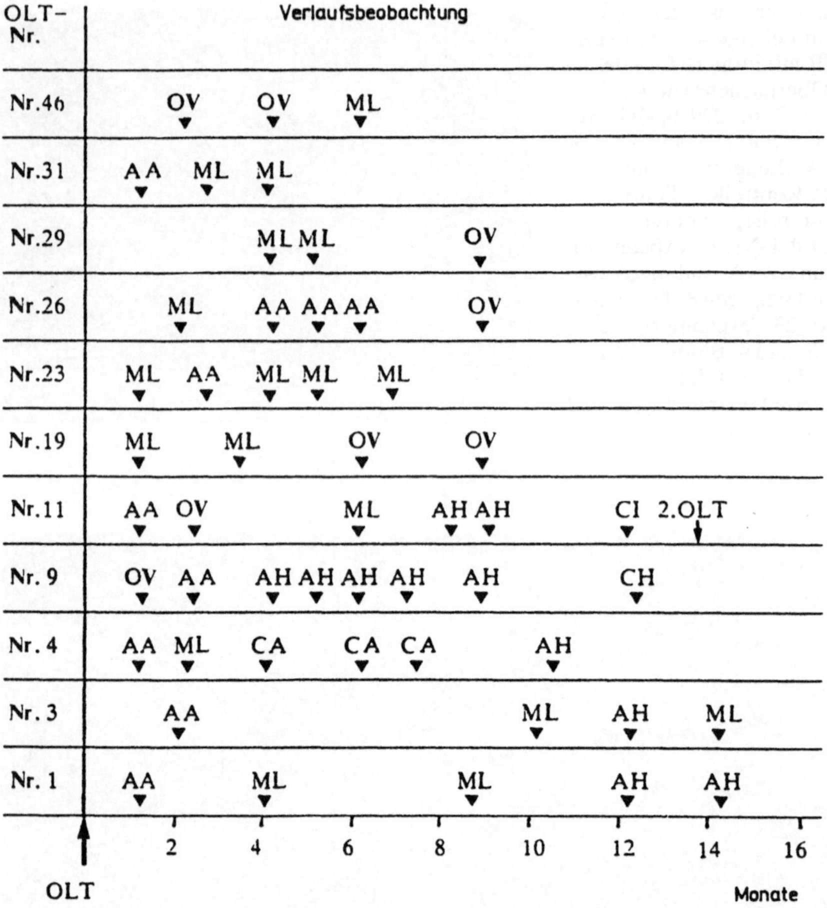

OLT-Nr.	Verlaufsbeobachtung
Nr.46	OV OV ML
Nr.31	AA ML ML
Nr.29	ML ML OV
Nr.26	ML AA AA AA OV
Nr.23	ML AA ML ML ML
Nr.19	ML ML OV OV
Nr.11	AA OV ML AH AH CI 2.OLT
Nr.9	OV AA AH AH AH AH AH CH
Nr.4	AA ML CA CA CA AH
Nr.3	AA ML AH ML
Nr.1	AA ML ML AH AH

Abb. 6. Histologische Befunde der Leberbiopsien von 11 Patienten während der Verlaufsbeobachtung nach OLT. *OV:* ohne Veränderung; *ML:* minimale Läsion; *AA:* akute Abstoßung (Stadium I); *AH:* akute Hepatitis; *ZI:* Zirrhose; *CH:* chronische Hepatitis; *CA:* chronische Abstoßung.

portalen Gallengänge, leichte portale lympho-histiozytäre Infiltration und Verdickung der Portalarterien gekennzeichnet war. Die Abstoßungsepisoden wurden ohne Komplikation mit einer Dosiserhöhung der Kortikosteroide behandelt. Die nachfolgend entnommenen Biopsien zeigten eine minimale Schädigung, definiert als Zellpolymorphie, Aktivierung der von-Kupffer-Sternzellen und minimale portale Infiltration ohne Mottenfraßnekrosen. Die Reinfektion mit HBV ging in 5 Fällen mit einer akuten Hepatitis einher, obwohl die Infiltration nur geringgradig ausgeprägt war. Bei 2 Patienten entwickelte sich eine chronische Hepatitis, bei einem Patienten mit raschem Übergang in eine Zirrhose.

Laborchemische Befunde

Alle Patienten wiesen im akuten Abstoßungsstadium I leichte Anstiege der Transaminasen und der Cholestase-Parameter auf. Maximal lagen die Transaminasenwerte während der akuten Hepatitis-Reinfektion bei 222 U/l, obwohl die Spiegel in der Mehrzahl der Fälle eine Schwankungsbreite von 100 bis 150 U/l bei mäßiger Erhöung der γ-GT und normaler alkalischer Phosphatase zeigten. Bei einem Patienten wurde ein vorübergehender leichter Ikterus in Verbindung mit einer maximalen Bilirubin-Konzentration von 5,5 mg/dl beobachtet.

Diskussion

Unsere Ergebnisse dokumentieren das hohe Risiko der Transplantat-Reinfektion mit HBV bei Patienten mit kurzzeitiger anti-HBs-HIg-Prophylaxe und demgegenüber die Verminderung des Reinfektionsrisikos, wenn anti-Hbs-HIg kontinuierlich über einen längeren Zeitraum gegeben wird. Es bedarf noch der weiteren Klärung, in welchem Maße ein prophylaktischer 1jähriger Behandlungszyklus mit anti-HBs-HIg die Reinfektionsrate langfristig beeinflussen kann. Eine offensichtliche Korrelation zwischen präoperativen serologischen Parametern der HBV-Replikation und dem Reinfektionsrisiko wurde nicht festgestellt.

Die vorliegende Pilotstudie zeigt, daß rIFNα nach dem vorgestellten Therapieprotokoll die Reinfektion des Transplantats mit HBV nicht verhindern oder begrenzen kann. Die Erklärung ist wahrscheinlich in der begleitenden immunsuppressiven Therapie zu suchen. Diese Beobachtungen stimmen mit den Erfahrungen überein, die man für die rINAα-Gabe an nichttransplantierten Patienten mit chronischer Hepatitis B und hohen HBV-Repliationswerten, einschließlich sog. Risikogruppen mit komplexen Immundefekten (Mc Donald u. Caruso 1987; Hoofnagle et al. 1988), dokumentieren konnte. Eine derzeit noch laufende Studie versucht festzustellen, ob die frühzeitige Gabe von rIFNα nach der OLT das HBV-Reinfektionsrisiko herabsetzen kann. Es ist einleuchtend, daß eine Kombination einer prophylaktischen Langzeittherapie mit anti-HBs-HIg und rIFNα die extrahepatische HBV-Replikation eindämmen kann.

Im Anschluß an die OLT traten einige Fälle mit fulminanter HBV-Reinfektion auf, die auf eine Therapie mit anti-HBs-HIg nicht ansprachen. Wir verloren 2 Patienten, die sich nach schwerer HBV-Reinfektion einer Retransplantation unterzogen hatten. Die fulminante Hepatitis B mit Leberversagen entwickelte sich nach der Zweittransplantation. Da diese 2 Patienten nur 2 bzw. 3 rIFNα-Injektionen erhielten, werden diese Fälle im vorliegenden Beitrag nicht im einzelnen aufgeführt. Die Ergebnisse unserer Studie lassen nicht den Verdacht aufkommen, daß die potentielle Gefahr einer schweren Abstoßungsreaktion dem rIFNα zugeschrieben werden könnte. Die leichten Abstoßungsreaktionen, die unter der Therapie mit rIFNα bei 2 Patienten beobachtet wurden, sollten unter dem Aspekt der reduzierten Kortikosteroiddosen bewertet werden. Da Interferon die zelluläre Expression der humanen Klasse-I- und -II-Leukozytenantigene induziert (Heron et al. 1978; Rhodes et al. 1983), lassen sich solche Bedenken rechtfertigen. Patienten mit Cytomegalievirus-Infektion, die sich einer Nierentransplantation unterzogen, zeigten mit höherer Inzidenz eine Abstoßungsreaktion, wenn direkt nach dem Eingriff rIFNα verabreicht wurde, nicht jedoch, wenn man die Substanz zu einem späteren Zeitpunkt injizierte (Hirsch et al. 1983; Krames et al. 1984; Dendorfer et al. 1987). Wir kennen nur einen Fallbericht über eine rIFNα-Behandlung nach OLT mit HBV-Reinfektion (Rakela et al. 1989). In diesem Fall war der weitere Verlauf mit den in unserer Studie vorgelegten Befunden vergleichbar.

Alle unsere Patienten mit HDV-Begleitinfektion wiesen in den ersten Biopsien 4 Wochen nach der OLT HDAg und HDV-RNA auf, während sie HBsAg- und HBcAg-negativ waren. Zwei von diesen Patienten mit HDV-Reinfektion waren zu diesem Zeitpunkt im Serum HBsAg-positiv, aber negativ für HBV-DNA. Ähnliche Beobachtungen sind von anderen Autoren mitgeteilt worden (Rizzetto et al. 1987; Zignego et al. 1990), womit sich die Frage stellt, ob HBsAg eine unerläßliche Voraussetzung einer HDV-Reinfektion ist oder ob HBsAg durch die Komplexbildung mit anti-HBs maskiert wird. Während der Behandlung mit rIFNα kam es bei 3 Patienten zu einem eindrucksvollen Abfall des HDAg in den Lebertransplantaten und zur Elimination von zirkulierender HDV-RNA bei 2 dieser Patienten. Diese Daten zeigen, daß die HDV-Replikation durch rIFNα vorübergehend reduziert wurde und stehen in Einklang mit Resultaten bei nicht-transplantierten Patienten mit einer chronischen Hepatitis delta (Rizzetto et al. 1986; Thomas et al. 1987; Hoofnagle et al. 1987; Rosina et al. 1987; Mancini et al. 1989; Möller et al. 1988). Jedoch haben die Verlaufsstudien bei transplantierten Patienten deutlich gezeigt, daß die HDV-Infektion nach Beendigung der rIFNα-Behandlung reaktiviert wurde. Daher haben wohl die Patienten in dieser Studie nicht von der rIFNα-Therapie profitiert. Das Potential von rIFNα zur Risikoverminderung einer HDV-Reinfektion bei Lebertransplantierten sollte mit Hilfe von modifizierten Therapieschemata, darunter etwa initiale rIFNα-Behandlung vor der OLT und nach dem Eingriff längere Behandlungszeiten mit niedrigerer Dosierung, erforscht werden. Da sich die Inzidenz einer HDV-Infektion in unserer Region beträchtlich erhöht hat (Möller et al. 1988) und die Lebererkrankung gewöhnlich progredient verläuft (Sagnelli et al. 1984), gewinnt die HDV-Begleitinfektion für solche Kliniken, die Patienten mit Lebertransplantation behandeln, zunehmende Bedeutung.

Danksagung. Diese Studie wurde gefördert durch den Forschungsschwerpunkt „Hepatitis" der Freien Universität Berlin. Wir danken Frau M. Lemke, Frau J. Schiffbauer und Herrn K.-H. Friedrich für ihre ausgezeichnete technische Mitarbeit.

Zusammenfassung

Die Reinfektion des Transplantats mit Hepatitis-B-Viren (HBV) und Hepatitis-Delta-Viren (HDV) ist für Patienten, die sich einer orthotopen Lebertransplantation (OLT) unterziehen, eine potentielle Komplikation. Daher ergänzten wir bei 11 Patienten, bei denen aufgrund eines Leberversagens durch Zirrhose B (n = 10, mit HDV-Begleitinfektion in 4 Fällen) oder durch eine fulminante Hepatitis B (n = 1) eine Leber transplantiert wurde, die immunsuppressive Standardbehandlung mit rekombinantem Interferon alfa (rIFNα). Die Patienten wurden 2–3 Monate lang zwischen dem 1. und 13. Monat nach OLT mit rIFNα behandelt. Alle erhielten eine Immunsuppression mit niedrigdosierten Kortikosteroiden, Azathioprin und Cyclosporin. Ebenfalls wurde anti-HBs-Hyperimmunglobulin verabreicht. Kein Patient hatte die Anzeichen einer ernsten Transplantatabstoßung. Sieben Patienten erlitten eine HBV-Reinfektion des Transplantats; dabei fanden sich in 5 Fällen der histologische Befund einer akuten Hepatitis und der Übergang in eine chronische Hepatitis bei einem Patienten. Die Behandlung mit rIFNα konnte die HBV-Replikation weder verhindern noch reduzieren. Die Reinfektion der transplantierten Leber durch HDV wurde mit Hilfe der PCR bei 4 Patienten mit HDV-Begleitinfektion nachgewiesen. Während der Behandlung mit rIFNα waren die Leberbiopsiepräparate von 3 reinfizierten Patienten vorübergehend HDV-Antigen-negativ, nicht jedoch für HDV-RNA, und die Sera von 2 Patienten waren vorübergehend für HDV-RNA negativ. Die Ergebnisse weisen darauf hin, daß man durch rIFNα die HDV-Replikation in reinfizierten Lebertransplantaten reduzieren kann.

Literatur

1. Agnes S, Avolio AW, Magalini SC et al. (1989) Results of liver transplantation for hepatitis delta disease without immunoprophylaxis. Transplant Proc 21: 2426–2428
2. Bechstein WO, Blumhardt G, Neuhaus P, Hopf U, Lobeck H (1989) Hepatitis B bei vorbestehender Zirrhose cardiaque – eine seltene Indikation zur Lebertransplantation. Leber Magen Darm 19: 327–331
3. Chomczynski P, Sacchi N (1987) Single step method of RNA isolation by acid guanidium thiocyanate-phenol-chloroform extraction. Anal Biochem 162: 156–159
4. Colledan M, Grendele M, Gridelli B et al. (1989) Long-term results after liver transplantation in B and delta hepatitis. Transplant Proc 21: 2421–2423
5. Colledan M, Gislon M, Doglia M et al. (1987) Liver transplantation in patients with B viral hepatitis and Delta infection. Transplant Proc XIX: 4073–4076
6. Demetris AJ, Jaffe R, Sheahan DG et al. (1986) Recurrent hepatitis B in liver allograft recipients. Differentiation between viral hepatitis B and rejection. Am J Pathol 125: 161–172
7. Dendorfer V, Hammer C, Schleibner S et al. (1987) Monitoring of interferon alpha-2 treated renal transplant patients using fine needle aspiration biopsy. Transplant Proc 19: 2187–2189
8. Ferla G, Colledan M, Doglia M et al. (1988) B hepatitis and liver transplantation. Transplant Proc 20 Suppl. 1: 566–569

9. Heron J, Hokland M, Berg K (1978) Enhanced expression of β2-microglobulin and HLA antigens on human lymphoid cells by interferon. Proc Natl Acad Sci USA 75: 6215–6218

10. Hirsch MS, Schooley RT, Cosini AB et al. (1983) Effects of interferon-alpha on cytomegalovirus reactivation syndromes in renal transplant recipients. N Engl J Med 308: 1489–1493

11. Hoofnagle JH, Peters M, Mullen KD et al. (1988) Randomized controlled trial of recombinant human alpha interferon in patients with chronic hepatitis B. Gastroenterology 95: 1318–1325

12. Hoofnagle JH, Mullen K, Peters M et al. (1987) Treatment of chronic delta hepatitis with recombinant human alpha interferon. Prog Clin Biol Res 234: 291–298

13. Iwatsuki S, Starzl TE, Todo S et al. (1988) Experience in 1 000 liver transplants under cyclosporine-steroid therapy: a survival report. Transplant Proc 20 (Suppl 1): 498–504

14. Kaneko S, Miller RH, Feinstone SM et al. (1989) Detection of serum hepatitis B virus DNA in patients with chronic hepatitis using the polymerase chain reaction assay. Proc Natl Acad Sci USA 86: 312–316

15. Krames P, TenKate FWJ, Bijnen AB et al. (1984) Recombinant leukocyte interferon A induces steroid-resistant acute vascular rejection episodes in renal transplant recipients. Lancet i: 989–990

16. Larzul D, Guigue F, Sninsky JJ et al. (1988) Detection of hepatitis B virus sequences in serum by using in vitro enzymatic amplification. J Virol Methods 20: 227–237

17. Lauchart W, Müller R, Pichlmayr R. (1987) Immunoprophylaxis of hepatitis B virus reinfection in recipients of human liver allografts. Transplant Proc XIX: 2387–2389

18. Lauchart W, Müller R, Pichlmayr R. (1987) Long-term immunoprophylaxis of hepatitis B virus reinfection in recipients of human liver allografts. Transplant Proc 21: 4051–4053

19. Lautz H-H, Müller R, Wittekind C et al. (1989) Unusually rapid development of a HBsAg-positive liver cirrhosis after liver transplantation. Klin Wschr 67: 1061–1065

20. Mancini C, Gaeta A, Lorino G et al. (1989) Alpha interferon therapy in patients with hepatitis infection undergoing organ transplantation. Transplant Proc 21: 2429–2430

21. Maniatis T, Friesch EF, Sambrook J. (1982) Molecular cloning: A Laboratory Manual. Cold Spring Harbor Laboratory Press, New York

22. McDonald JA, Caruso L (1987) Diminished responsiveness of male homosexual chronic hepatitis B virus carriers with HTLV-III anbitodies to recombinant alpha interferon. Hepatology 7: 719–233

23. Möller B, Hopf U, Hoffmann H, Alexander M, Lobeck H (1988) Frequenz und klinische Relevanz der Delta-Virus-Infektion bei HBsAg-Trägern im Berliner Raum. Z Gastroenterol 26: 314–321

24. Mullis KB, Faloona FA (1987) Specific synthesis of DNA *in vitro* via a polymerase-catalysed chain reaction. Meth Enzymol 155: 335–350

25. Portmann B, O'Grady J, Williams R (1986) Disease recurrence following orthotopic liver transplantation. Transplant Proc 18 (Suppl 4): 136–143

26. Rakela J, Wooten RS, Batts KP et al. (1989) Failure of interferon to prevent recurrent hepatitis B infection in hepatic allograft. Mayo Clinic Proc 64: 429–432

27. Reynes M, Zignego L, Samuel D et al. (1989) Graft hepatitis delta virus infection after orthotopic liver transplantation in HDV cirrhosis. Transplant Proc 21: 2424–2425

28. Rhodes J, Jones DH, Bleehen, NM (1983) Increased expression of human monocyte HLA-DR antigens and Fc receptors in response to human interferon *in vivo*. Clin exp Immunol 53: 739–743

29. Rizzetto M, Macagno S, Chiaberge E et al. (1987) Liver transplantation in hepatitis delta virus disease. Lancet 2: 469–471

30. Rizzetto M, Rosina F, Saracco G et al. (1986) Treatment of chronic delta hepatitis with alpha-2 recombinant interferon. J Hepatol (Suppl 2) 3: 229–233

31. Rosina F, Saracco G, Lattore V et al. (1987) Alpha 2 recombinant interferon in the treatment of chronic hepatitis delta virus hepatitis. Prog Clin Biol Res 234: 299–303
32. Sagnelli E, Piccinino FF, Pasquale G, di Constanzo MG, Franzese R, Peinetti P. (1984) Delta agent infection: an unfavourable event in HBsAg positive chronic hepatitis. Liver 4: 170–176
33. Van Thiel DH, Schade RR, Gavaler JS et al. (1984) Medical aspects of liver transplantation. Hepatology 4 (Suppl): 79–83
34. Thomas HC, Farci P, Shein R et al. (1987) Inhibition of hepatitis delta virus replication by lympho-blastoid human alpha interferon. Prog Clin Biol Res 234: 277–290
35. Wang KS, Choo Q-L, Weiner AJ et al. (1986) Structure, sequence and expression of the HDV genome. Nature 323: 508–513
36. Zignego AL, Dubois F, Samuel D et al. (1990) Serum hepatitis delta virus RNA in patients with delta hepatitis and in liver graft recipients. J Hepatol 11: 102–110

Hepatitis NANB/C: klinisches Bild und Krankheitsverlauf

R. ZACHOVAL

Akute Hepatitis NANB/C

Vom klinischen Erscheinungsbild her lassen sich die verschiedenen Formen der Virushepatitiden nicht unterscheiden: die exakte Diagnose kann nur durch serologische Tests gestellt werden. Dennoch ist der Trend einiger biochemischer und klinischer Merkmale für die akute Hepatitis NANB/C kennzeichnend: nach einer mittleren Inkubationszeit von 7–8 Wochen (wenige Tage bis 6 Monate) und gering ausgeprägten bis fehlenden Prodromi kommt es zu einer milden, in 75 % der Fälle anikterischen akuten Erkrankung, wobei die Transaminasenmaxima meist unter 600–700 U/L bleiben (Dienstag 1983). In der Akutphase lassen sich drei verschiedene Profile des Transaminasenverlaufes unterscheiden: ein monophasischer Transaminasengipfel mit anschließendem raschen Abfall in den Normbereich, fluktuierende Transaminasen mit zwischenzeitlich normalen oder fast normalen Werten und eine plateauförmige Erhöhung der GPT/GOT über einen längeren Zeitraum. In einer japanischen Studie (Tateda et al. 1979) konnte gezeigt werden, daß dem Transaminasenprofil prognostische Bedeutung zukommt: ein monophasischer Verlauf ist als relativ günstig zu werten (42 % Chronifizierungsrate), während die beiden anderen Verlaufsformen fast immer (87 % bzw. 95 %) in eine chronische Erkrankung übergehen.

Die wichtigsten Erkenntnisse über die NANB/C-Hepatitis stammen aus prospektiven Studien bei Patienten mit Posttransfusionshepatitis (PTH). Verglichen mit dieser verläuft die sporadische Form klinisch meist schwerer, jedoch muß die große Zahl asymptomatischer Patienten berücksichtigt werden, da nur manifest Erkrankte den Arzt aufsuchen. In einer großen prospektiven Studie des Center for Disease Control (Alter MJ 1990) konnte weder bezüglich Transaminasenhöhe noch Chronifizierungstendenz ein Unterschied zwischen sporadischen und parenteral übertragenen akuten NANB/C-Hepatitiden festgestellt werden. Korreliert man den Anti-HCV-Test (C-100-3) mit dem klinischen Krankheitsbild, so verlaufen anti-HCV positive Erkrankungen schwerer und werden häufiger chronisch als anti-HCV-negative Fälle (Alter HJ 1990; Feinman et al. 1990).

Selten kommen fulminante Verläufe der akuten Hepatitis NANB/C vor (Dienstag 1983); sowohl immunkompetente als auch immunsupprimierte Patienten können betroffen sein, mit oder ohne vorbestehender Lebererkrankung, meist im Rahmen einer sporadischen, sehr selten auch bei einer posttransfusionellen Hepatitis NANB/C. Ohne Lebertransplantation ist die Mortalität höher als bei der fulminanten Hepatitis A oder B (Fagan und Williams 1990). Die Diskrepanz zwischen dem sehr seltenen Auftreten einer fulminanten Hepatitis NANB bei prospektiven Untersuchungen und der Tatsache, daß bei der Aufschlüsselung der fulminanten Virushepatitiden nach Ätiologie die akute Hepatitis NANB zumindest in Großbritannien und den USA einen Anteil von 35–40 % (Rakela 1979, O'Grady et al. 1988) am Gesamtkollektiv hat, ist unklar. Eine mögliche Erklärung ist die oft schwierige Diagnosestellung der Hepatitis NANB und die dadurch bedingten Fehldiagnosen, zumal der anti-HCV-Test (C-100-3) bei einer fulminanten Hepatitis NANB meist (noch) negativ sein dürfte. Aus diesem Grund kann die Inzidenz der fulminanten Hepatitis C derzeit nicht genau angegeben werden. Extrahepatische Manifestationen der akuten Hepatitis NANB/C sind, verglichen mit der akuten Hepatitis B, selten: ein der Serumkrankheit ähnliches Syndrom, Arthritiden und Exantheme wurden beschrieben (Dienstag 1983).

Die folgenschwerste Komplikation ist das Auftreten einer aplastischen Anämie (direkte Infektion von Knochenmarkstammzellen durch HCV?). Die Tatsache, daß die meisten Hepatitis-assoziierten aplastischen Anämien nur durch Ausschluß anderer Ursachen als NANB-assoziiert charakterisiert werden konnten (Zeldis et al. 1983), läßt die Frage offen, wieviele der Erkrankungen durch neue serologische Testmethoden schließlich der HCV-Infektion zugeordnet werden können. Interessanterweise wurde auch bei 9 von 32 Patienten, die wegen einer vermuteten fulminanten Hepatitis NANB lebertransplantiert wurden, 1–7 Wochen postoperativ eine aplastische Anämie beobachtet (Tzakis et al. 1988).

Es ist schwierig, die Ausheilung einer akuten Hepatitis NANB/C mit Sicherheit festzustellen. Neben den fluktuierenden Transaminasen mit abwechselnden Phasen völliger Normalisierung der Laborwerte, was eine Ausheilung vortäuscht, wurden histologisch verifizierte chronische Hepatitiden sowohl bei offensichtlich laborchemisch selbstlimitiertem Verlauf (Esteban 1990) als auch bei anti-HCV-positiven Blutspendern mit normalen Transaminasen beschrieben (Lopez-Talavera et al. 1990). Zwar deuten erste Erfahrungen mit dem anti-HCV-Test (C-100-3) darauf hin, daß bei Patienten mit Titerabfall eher eine Ausheilung der Erkrankung erwartet werden darf (Alter HJ et al. 1989, Dittmann et al. 1991, Tremolada et al. 1991), doch zeigt der Nachweis von HCV-RNS durch PCR im Lebergewebe von anti-HCV-negativen Patienten mit chronischer Hepatitis NANB (Weiner et al. 1990), daß diese Feststellung nicht notwendigerweise immer zutrifft und neue Testmethoden, die zwischen akuter, chronischer und ausgeheilter Infektion differenzieren können, entwickelt werden müssen.

Grundsätzlich besteht bei der akuten Hepatitis NANB/C die Möglichkeit der Ausheilung oder der Chronifizierung; darüberhinaus geht ein bisher unbekannter Prozentsatz der Erkrankungen in einen asymptomatischen chronischen HCV-Trägerstatus über.

Chronische Hepatitis NANB/C

Die Tendenz zur chronischen Infektion und chronischen Hepatitis prägt das klinische Bild der Hepatitis NANB/C. Übereinstimmend zeigen zahlreiche prospektive Studien zur Posttransfusionshepatitis, daß sich bei der Hälfte der Patienten histologische und biochemische Zeichen einer chronischen Hepatitis – meist definiert als intermittierende oder permanente GPT-Erhöhung über mehr als 12 Monate – entwickeln (Dienstag 1983, Shih et al. 1986, Dienstag 1986, Alter HJ 1989). Im Gegensatz zur früher im Vergleich zur PTH vermuteten günstigeren Prognose der sporadischen NANB-Hepatitis (Norkrans et al. 1979, Jove et al. 1988) zeigt eine große prospektive Studie zur sporadischen Hepatitis NANB/C eine ähnlich hohe Chronifizierungsrate von 50 % (Alter HJ 1989, Alter MJ und Sampliner 1989), ein weiterer Hinweis, daß transfusionsassoziierte und sporadische Hepatitis NANB durch denselben Erreger verursacht werden. Ohne Zweifel ist der natürliche Verlauf der chronischen NANB/C-Hepatitis bei einem Teil der Patienten nicht günstig; zum Zeitpunkt der ersten histologischen Begutachtung haben 50 % der Betroffenen Zeichen der CAH, bei 10 % liegt schon ein zirrhotischer Umbau vor (Alter HJ 1989).

Insgesamt muß nach einer Beobachtungszeit von 5–10 Jahren bei 20 % der Patienten – unabhängig vom ursprünglichen Infektionsmodus – mit den histologischen Zeichen einer Leberzirrhose gerechnet werden (Alter HJ 1989; Mattson et al. 1989, Hopf et al. 1990, Tito et al. 1990). Der klinische Verlauf der Leberzirrhose NANB/C ist meist mild oder asymptomatisch für viele Jahre. Dekompensation und Komplikationen wie portale Hypertension entwickeln sich im Gegensatz zur alkoholisch bedingten Zirrhose relativ spät (Tito et al. 1990). In einer Studie von Kiyosawa et al. (1990) waren die Intervalle vom Zeitpunkt der Transfusion bis zur Manifestation der chronischen Hepatitis, bis zum Auftreten der Leberzirrhose und schließlich der Diagnose des hepatozellulären Karzinoms 10, 21 bzw. 29 Jahre. Schwere Komplikationen der terminalen Lebererkrankung bei Hepatitis NANB/C sind jedoch gut dokumentiert (Dienstag 1983, Shih et al. 1986, Dienstag 1986, Alter HJ 1989).

Faktoren, die den Krankheitsverlauf beeinflussen

Bestimmte Parameter haben bei der chronischen NANB/C-Hepatitis Einfluß auf Geschwindigkeit und Ausmaß der Leberschädigung. Zu diesen Größen ist das Alter des Patienten bei Infektion, die Infektionsdauer und die initiale

Histologie zu rechnen, daneben spielen der Immunstatus des Patienten, eventuelle Koinfektionen mit HBV oder zusätzliche Noxen wie Alkoholabusus eine mitentscheidende Rolle.

Alter, Infektionsdauer, initiale Histologie

In einer Studie von Mattson et al. (1989) bei 92 Patienten mit chronischer NANB/C-Hepatitis hatten die über 30jährigen bei gleicher Krankheitsdauer einen doppelt so hohen Anteil an CAH wie Patienten unter 30 Jahre. Tito et al. (1990) fanden bei 306 Patienten nach einer mittleren Beobachtungszeit von 8 Jahren bei 19 % der unter 50jährigen gegenüber 39 % der über 50jährigen eine Leberzirrhose. Patienten mit initialer CPH gingen seltener in eine Zirrhose über als Patienten mit CAH. Ähnliche Ergebnisse zeigt eine Studie von Hopf et al. (1990). In dieser Studie hatten 34 Patienten mit sporadischer chronischer Hepatitis NANB/C einen progressiven Verlauf. Histologische Zeichen einer Zirrhose zeigten sich nach einer Beobachtungszeit von 5, 10 und mehr als 10 Jahren bei 26 %, 64 % bzw. 100 % der Patienten.

Immunstatus, Koinfektion mit HBV, Alkoholabusus

Eine zusätzliche HIV-Infektion begünstigt die Progression der chronischen NANB/C-Hepatitis: bei 3 anti-HIV-positiven Patienten mit chronischer PTH wurde ein rascher Übergang in eine Leberzirrhose dokumentiert (Martin et al. 1989). Ebenso fand sich bei anti-HCV-positiven Drogenabhängigen eine signifikante Leberschädigung bei denjenigen, die zusätzlich HIV-positiv waren (Esteban 1990).

Bei Patienten mit chronischer Hepatitis B begünstigt eine gleichzeitige Infektion mit HCV den Übergang in eine Leberzirrhose und ein primäres Leberzellkarzinom (HCC) (Santantonio et al. 1990, Fong et al. 1990). Auch zusätzliche Noxen, wie chronischer Alkoholabusus, beeinflussen den klinischen Verlauf der chronischen Hepatitis NANB/C ungünstig. Bei Alkoholikern korreliert der Nachweis von anti-HCV als unabhängiger Faktor mit Zirrhose. Bei anti-HCV-positiven Alkoholikern ist die Lebenserwartung im Vergleich zu anti-HCV-negativen Patienten verkürzt (Mendenhall et al. 1990), die Inzidenz an HCC erhöht (Shimizu et al. 1990).

Hepatitis NANB/C und hepatozelluläres Karzinom

Für die chronische HBV Infektion ist ein epidemiologischer Zusammenhang mit der Entwicklung eines HCC gut belegt (Beasley et al. 1981). Daß neben anderen Faktoren auch eine chronische NANB-Hepatitis mit der Entstehung eines HCC assoziiert sein könnte, wurde von Okuda et al. (1984) vermutet: bei 113 nichtalkoholischen Patienten mit HCC wurde in 70 % eine NANB-

Hepatitis vermutet. Seroprävalenzstudien mit dem anti-HCV-Test bestätigen diese Annahme und zeigen, daß in Japan bis zu 90 % der HBsAg-negativen Patienten mit HCC anti-HCV-positiv sind. Ähnlich hohe Prävalenzen werden aus Westeuropa (65–75 %), etwas niedrigere Prävalenzen aus den USA und Afrika (30–55 %) berichtet (Bruix et al. 1989, Colombo et al. 1989, Hasan et al. 1990, Kew et al. 1990). Der pathogenetische Mechanismus der Karzinogenese bei chronischer HCV-Infektion ist unklar. Da es unwahrscheinlich ist, daß HCV in das Wirtszellgenom integriert, könnte der Grund der malignen Entartung in dem ständigen Zusammenwirken der chronischen Entzündung, Fibrose, Zelluntergang und Zellregeneration liegen.

Literatur

1. Alter HJ, Purcell RH, Shih JW, Melpolder JC, Houghton M, Choo Q-L, Kuo G (1989) Detection of antibody to hepatitis C virus in prospectively followed transfusion recipients with acute and chronic non-A- non-B hepatitis. N Engl J Med 321: 1494–1500
2. Alter HJ (1989) Chronic consequences of non-A, non-B hepatitis. In: Seeff LB, Lewis JH (eds): Current perspectives in hepatology. New York, Plenum Publishing, p 83–97
3. Alter HJ (1990) The hepatitis C virus and its relationship to the clinical spectrum of NANB hepatitis. Journal of Gastroenterology and Hepatology Suppl 1: 78–94
4. Alter MJ (1989) Non-A, Non-B Hepatitis: Sorting through a diagnosis of exclusion. Ann Int Med 110: 583–585
5. Alter MJ, Sampliner RE (1989) Hepatitis C and miles to go before we sleep. N Engl J Med 321: 1538–1539
6. Alter MJ (1990) Proceedings of the Second International Symposium on HCV, Los Angeles
7. Beasley RP, Hwang LY, Lin C-C, Chien C-S (1981) Hepatocellular carcinoma and hepatitis B virus: A prospective study of 22707 men in Taiwan. Lancet II: 1129–2233
8. Bruix J, Calvet X, Costa J, et al. (1989) Prevalence of antibodies to hepatitis C virus in Spanish patients with hepatocellular carcinoma and hepatic cirrhosis. Lancet II: 1004–1006
9. Colombo M, Choo Q-L, Del Ninno E, et al. (1989) Prevalence of antibodies to hepatitis C virus in Italian patients with hepatocellular carcinoma. Lancet II. 1006–1008
10. Dienstag JL (1983) Non-A, non-B hepatitis I. Recognition, epidemiology and clinical features. Gastroenterology 85: 439–462
11. Dienstag JL, Alter HJ (1986) Non-A, non-B hepatitis: Evolving epidemiologic and clinical perspective, Semin Liver Dis 6: 67–81
12. Dittmann S, Roggendorf M, Dürkop J, Wiese M, Lorbeer B, Deinhardt F (1991) Longterm persistence of hepatitis C virus antibodies in a single source outbreak. J Hepatol in press
13. Esteban JI (1990) Proceedings of the Second International Symposium on HCV, Los Angeles
14. Fagan EA, Williams R (1990) Fulminant viral hepatitis. British Medical Bulletin 46: 462–480
15. Feinman SV, Berris B, Herst R (1990) Anti-HCV in post-transfusion hepatitis: deductions from a prospective study. J Hepatol 12: 377–381
16. Fong T-L, Di Bisceglie AM, Waggoner JG, Hoofnagle JH (1990) The significance of concomitant chronic hepatitis B and hepatitis C virus infection. The 1990 International Symposium on Viral Hepatitis and Liver Disease Abstract Volume p 159

17. Hasan F, Jeffers LJ, De Medina M et al. (1990) Hepatitis C-associated hepatocellular carcinoma. Hepatology 12: 589–591
18. Hopf U, Möller B, Küther D et al. (1990) Long-term follow up of posttransfusion and sporadic chronic hepatitis non-A, non-B and frequency of circulating antibodies to hepatitis C virus (HCV). J Hepatol 10: 69–76
19. Jove J, Sanchez-Tapias JM, Bruguera M, Mas A, Costa J, Barrera JM, Rodes J (1988) Post-transfusional vs sporadic non-A, non-B chronic hepatitis. A clinicopathological and evolutive study. Liver 8: 42–47
20. Kiyosawa K, Sodeyama T, Tanaka E et al. (1990) Interrelationship of blood transfusion, non-A, non-B hepatitis and hepatocellular carcinoma: Analysis by detection of antibody to hepatitis C virus. Hepatology 12: 671–675
21. Lopez-Talavera JC, Esteban JI, Hernandez JM et al. (1990) Evaluation of anti-HCV positive donors identified during routine screening. J Hepatol 11 Suppl 2: S40
22. Martin P, Di Bisceglie AM, Kassianides C, Lisker-Melman M, Hoofnagle JH (1989) Rapidly progressive non-A, non-B hepatitis in patients with human immunodeficiency virus infection. Gastroenterology 97: 1559–1561
23. Mattson L, Weiland O, Glaumann H (1989) Chronic non-A, non-B hepatitis developed after transfusion, illicit self-injections or sporadically. outcome during longterm follow-up. A comparison. Liver 9: 120–127
24. Mendenhall CL, Seeff L, Diehl AM et al. (1990) Hepatitis B and C serologic markers: relationship to alcoholic hepatitis and cirrhosis. The 1990 International Symposium on Viral Hepatitis and Liver Disease, Abstract Volume p. 144
25. Norkrans G, Froesner GG, Hermodsson S, Iwarson S (1979) Clinical epidemiological and prognostic aspects of hepatitis non-A, non-B. A comparison with hepatitis A and B. Scand J Infect Dis 11: 259–264
26. O'Grady JG, Alexander GJM, Hayllar KM, Williams R (1988) Early indicators of prognosis in acute liver failure and their application to selection of patients for orthoptic liver transplantation. Gastroenterology 94: A578
27. Okuda H, Obata H, Motoike Y (1984) Clinicopathological features of hepatocellular carcinoma. Comparison of seropositive and seronegative patients. Hepatogastroenterology 31: 64–68
28. Pares A, Barrera JM, Caballeria I. et al. (1990) Hepatitis C virus antibodies in chronic alcoholic patients: Association with severity of liver injury. Hepatology 12: 1295–1299
29. Poynard T, Aubert A, Lazizi Y. et al. (1990) Is HCV associated with cirrhosis in drinkers? The 1990 International Symposium on Viral Hepatitis and Liver Disease, Abstract Volume p. 144
30. Rakela J (1979) Etiology and prognosis in fulminant hepatitis: acute hepatic failure study group. Gastroenterology 77: A 33
31. Santantonio T, Monno L, Milella M, Carbonara S, Pastore G (1990) Progressive chronic liver disease in HBsAg-Carriers: possible role of HCV. The 1990 International Symposium on Viral Hepatitis and Liver Disease Abstract Volume p. 143
32. Shih W-K, Esteban JI, Alter HJ (1986) Non-A, non-B hepatitis: Advances and unfullfilled expectations of the first decade. Prog Liver Dis 8: 433–457
33. Shimizu S, Kiyosawa K, Sodeyama T, Tanaka E, Furuta S (1990) Prevalence of antibody to hepatitis C virus (HCV) in heavy drinkers with liver disease. The 1990 International Symposium on Viral Hepatitis and Liver Disease Abstract Volume p. 144
34. Tateda A, Kikuchi K, Numazaki Y, Shirachi R, Ishida N (1979) Non-B hepatitis in Japanese recipients of blood transfusions: Clinical and serological studies after the introduction of laboratory screening of donor blood for hepatitis B surface antigen. J Infect Dis 139: 511–518
35. Tito L, Sanchez JM, Costa J, Jove, Villella A, Bruguera M, Rodes J (1990) Long-term follow up of chronic NANB(C) hepatitis. J Hepatol 11 (Suppl 2): S 61

36. Tremolada F, Casarin C, Tagger A, Ribeiro ML, Realdi G, Alberti A, Ruol A (1991) Antibody to hepatitis C virus in post-transfusion hepatitis. Ann Int Med 114: 277–289
37. Tzakis AG, Arditi M, Whitington PE et al. (1988) Aplastic anemia complicating orthoptic liver transplantation for non-A, non-B hepatitis. N Engl J Med 319: 393–396
38. Weiner AJ, Kuo G, Bradley DW et al. (1990) Detection of hepatitis C viral sequences in non-A, non-B hepatitis. Lancet I: 335: 1–3
39. Zeldis JB, Dienstag JL, Gale RP (1983) Aplastic anemia and non-A, non-B hepatitis. Am J Med 74: 64–68

Diagnostik und Epidemiologie der Hepatitis-C-Virus-Infektion

M. Roggendorf

Das Virus

Im Jahre 1988 wurde das Hepatitis-C-Virus (HCV), der häufigste Erreger der Posttransfusionshepatitis (PTH), erstmalig mit molekularbiologischen Methoden charakterisiert (Choo et al. 1989). Das Virus ist ca. 50–60 nm groß, besitzt eine Lipidhülle und wird der Familie der Flaviviridae oder Pestiviridae zugeordnet (Tabelle 1). Inzwischen ist das gesamte Genom des HCV von Isolaten aus den USA (Houghton et al. 1988), Japan (Okamoto et al. 1990; Takeuchi et al. 1990; Takamizawa et al. 1991) und in Teilen aus Europa (Schreier et al. 1991; Fuchs et al. 1991) sequenziert worden. Das Genom hat eine Länge von ca. 9400 Nukleotiden, eine Plusstrangpolarität und einen durchgehenden offenen Leserahmen, von dem ein großes Polyprotein mit einer Länge von 3011 Aminosäuren abgelesen wird, das posttranslationell in die Struktur- und Nicht-Strukturproteine gespalten wird (Tabelle 1, Abb. 1). HCV-Isolate aus den USA und Japan zeigen hohe Homologie in den Nichtstrukturgenen (Takeuchi et al. 1990; Takamizawa et al. 1991), aber deutliche Unterschiede der Aminosäuren-Sequenz in den Envelopeproteinen (30 %). Europäische Isolate zeigen hohe Homologie zu den ersten amerikanischen Isolaten (Prototyp-HCV (pTHCV). Neuere Untersuchungen zeigen, daß auch in Deutschland Isolate vom japanischen Subtyp vorhanden sind (Schreier, unveröffentlichte Ergebnisse).

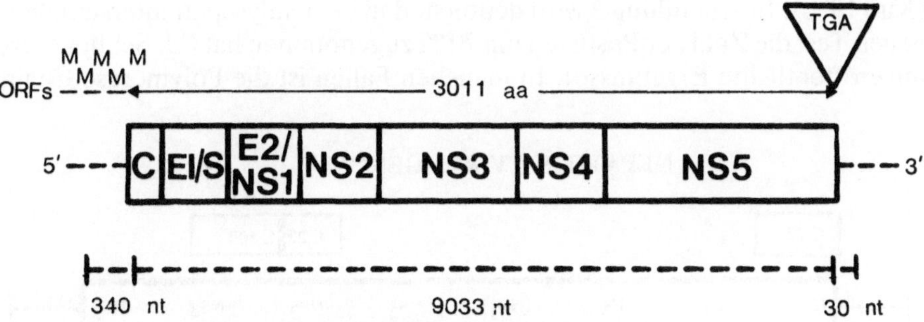

Abb. 1. Organisation des HCV-Genoms

Tabelle 1. Eigenschaften des HCV

Genom:	ssRNA	
	10.000	Nucloetide
Proteine:	core	~p19
Structural		
Proteins:	Envelope 1	gp33
	Envelope 2	gp72
Non-struktural Proteins:	NS2	?
	NS3	Protease/Helicase?
	NS4	?
	NS5	Polymerase (?)

Immunantwort und Testsystem

Enzymimmunoassays der 1. Generation (ELISA/Fa. Ortho Diagnostic System Inc., Raritan, NJ 08869, USA und Fa. Abbott Laboratories Diagnostics Division, North Chicago, Il 60064, USA) weisen Antikörper gegen ein nichtstrukturelles Protein (C-100) aus dem NS3 Bereich (Anti-HCV C-100) nach (Abb. 2). Diese Antikörper werden in der Regel etwa 3–4 Monate nach der Infektion im Serum nachweisbar und verschwinden nach Ausheilung im Zeitraum von 2–3 Jahren wieder aus dem Serum. Bei chronischen Trägern persistiert das Anti-HCV (C-100) in ca. 90 % der Fälle im Serum. In der Akutphase der Infektion und nach ausgeheilter HCV-Infektion bleibt somit ein „diagnostisches Fenster" offen, das mit dem Antikörpernachweis gegen das C-100 (ELISA der 1. Generation) nicht erfaßt wird. Mit dem ELISA der 2. Generation, der seit einigen Monaten kommerziell erhältlich ist, können Antikörper gegen Strukturproteine (Viruskapsid C-22) und Nicht-Strukturproteine (C-33, C-100) nachgewiesen werden (Abb. 2). Dieser Test kann etwa 10–20 % mehr Personen, die mit HCV infiziert sind, erfassen (Lee et al. 1990) und wird bei einer akuten Infektion auch einige Wochen früher als der ELISA der 1. Generation positiv (Kuo 1990). In Abbildung 3 wird deutlich, daß bei Dialysepatienten mit dem neuen Test die Zahl der Positiven um 70 % zugenommen hat (U. Schlipköter, unveröffentlichte Ergebnisse). In manchen Fällen ist die Polymerase Chain

HEPATITIS C VIRUS GENOM

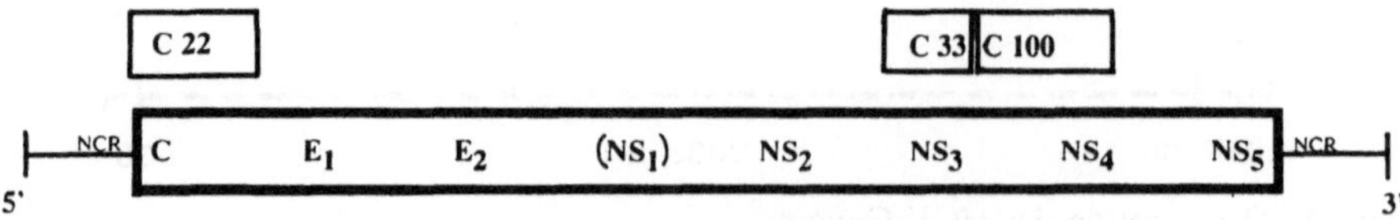

Abb. 2. Lokalisation der viralen Struktur- und Nicht-Strukturproteine auf dem Genom, die in diagnostischen Tests verwendet werden

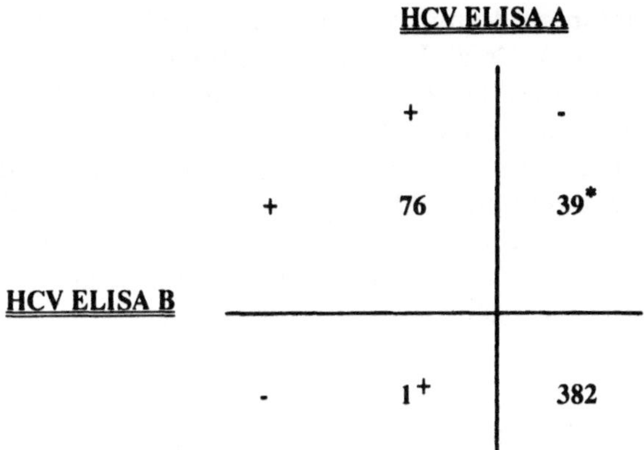

RIBA analysis of discordants:

RIBA result

ELISA reacitvity	C22 C33 5-1-1	C22 5-1-1	C22 C33	C22	C33	C100	negativ
+ELISA A (n = 1)	0	0	0	0	0	0	1
*ELISA B (n = 39)	2	1	12	15	4	0	5

Abb. 3. Vergleich der positiven und negativen Resultate im ELISA der ersten (A) und der zweiten (B) Generation

Reaktion (PCR), die mit der viralen RNA nachgewiesen werden kann, die einzige Methode, um infizierte Patienten in der Frühphase der Infektion zu identifizieren (Weiner et al. 1990; Garson et al. 1990). Auch bei Patienten mit Immundefekten (z.B. AIDS), die keine im ELISA nachweisbaren Antikörper bilden, ist die PCR zur Zeit die einzige Möglichkeit, eine Infektion nachzuweisen.

Spezifität des ELISAs

Einzelne falsch-positive Resultate im ELISA der 1. Generation, über die im Zusammenhang mit Autoimmunhepatitiden, kryptogener Zirrhose etc. berichtet wurde, konnten durch verschiedene Verfahren wie Vorbehandlung der Seren mit Harnstoff oder die Einführung eines Neutralisationstests zum Teil eliminiert werden (Wreghitt et al. 1990; Prohaska et al. 1990). Erste Untersuchungen mit dem ELISA der 2. Generation bei Blutspendern zeigten, daß die Zahl nicht wiederholbar reaktiver Seren gesenkt werden konnte (H. Troonen, unveröffentlichte Ergebnisse), die Gesamtzahl der positiven (wiederholt reaktiv) jedoch nicht wesentlich erhöht war. Zur weiteren Spezifitätsüberprüfung steht ein dem Western-Blot ähnliches

Verfahren, der Recombinant Immuno Blot Assay (RIBA, Fa. Chiron Corporation, Emeryville, CA 94608, USA), zur Verfügung. Mit dem RIBA wurden umfangreiche Studien (Alter 1990) durchgeführt, die zeigten, daß die Anti-HCV (C-100)-Positivität im ELISA bei Risikopatienten, z.B. Hämophiliepatienten und Patienten mit PTH in >90 %, bei Blutspendern aber nur in 35–50 % bestätigt werden konnte. Mit dem 4-RIBA können Antikörper gegen vier virale Proteine separat nachgewiesen werden. Häufig werden bei Patienten mit chronischer HCV-Infektion Antikörper nur gegen C-22 und C-33, aber nicht gegen C-100 nachgewiesen (Abb. 4a/b).

Pathogenese

Die Pathogenese der HCV-Infektion ist noch nicht geklärt. Shimizu fand bei infizierten Schimpansen 3–4 Tage nach der Inokulation Virus-RNA im Serum und 5–6 Tage nach der Inokulation in der Leber (Shimizu et al. 1990) (Abb. 5). Je nach Verlauf der Erkrankung persistiert die virale RNA über den Transaminasenpeak und Antikörperanstieg (nach durchschnittlich 3–4 Monaten) hinaus. Antikörper gegen C-22 und C-33 werden nach wenigen

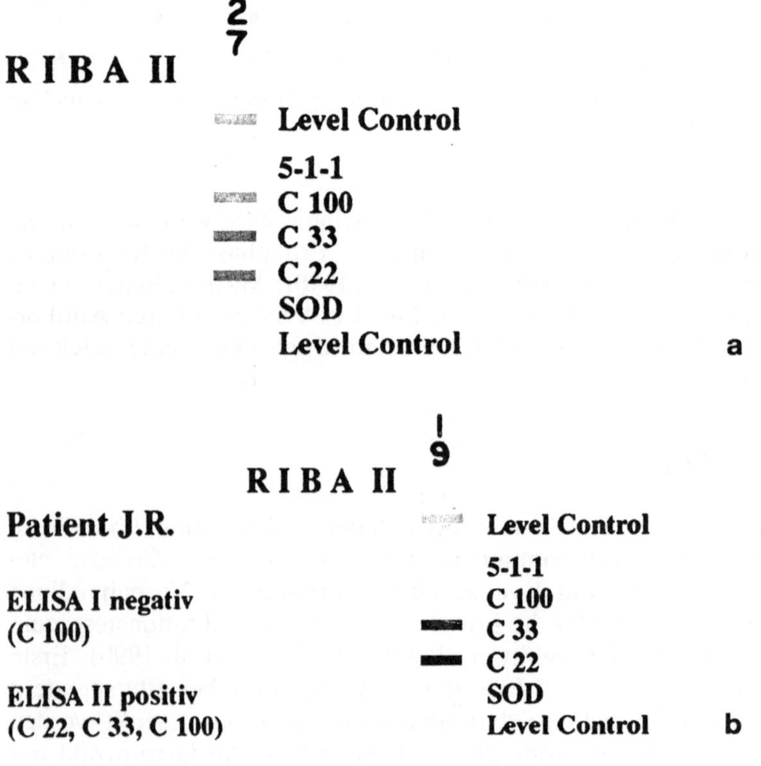

Abb. 4 a, b. Immunoblot eines Patientensereums, das mit allen HCV-Proteinen 4A reagiert, und eines Serums, das nur mit C-22 und C-33 reagiert

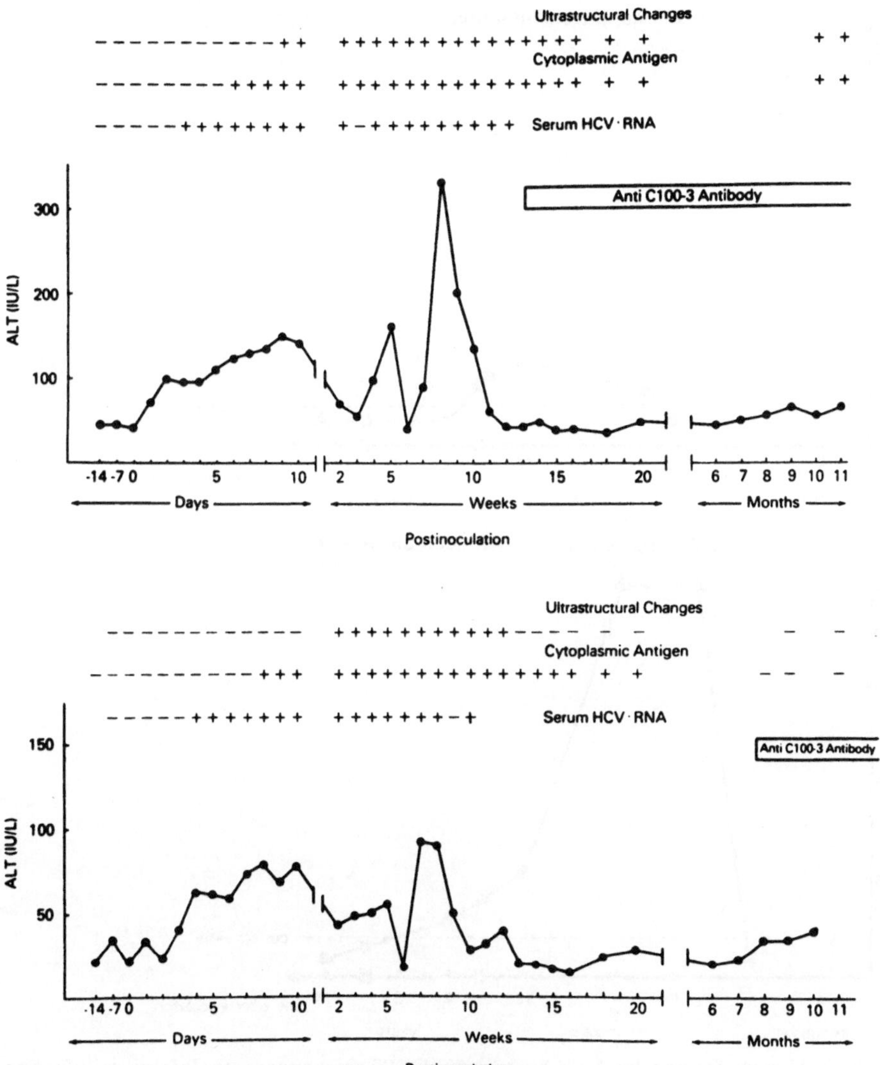

Abb. 5. Verlauf einer HCV-Infektion im Schimpansen

Wochen nachweisbar. Antikörper gegen C-100 werden erst Monate nach Infektion nachweisbar.

In einer retrospektiven Studie zu einer HCV-Epidemie bei ca. 2000 infizierten Müttern aus der ehemaligen DDR, die mit HCV-kontaminiertem Anti-D Immunglobulin zur Rhesusinkompatibilitätsprophylaxe behandelt worden waren, zeigten sich 3 Verlaufsformen einer HCV-Infektion (Abb. 6) (Dittmann et al. 1991):

1. inapparente Infektionen mit niedrigtitriger und kurzdauernder Antikörperantwort (Anti-HCV C-100),

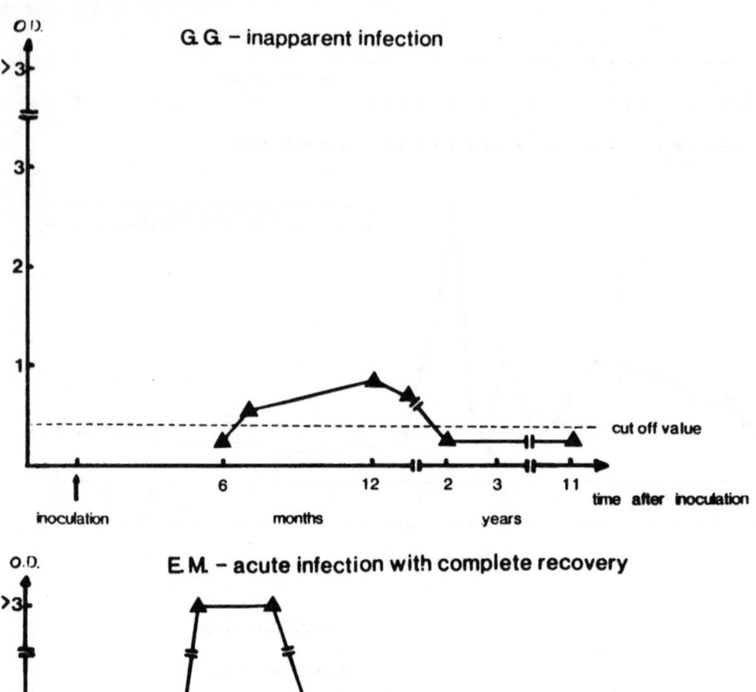

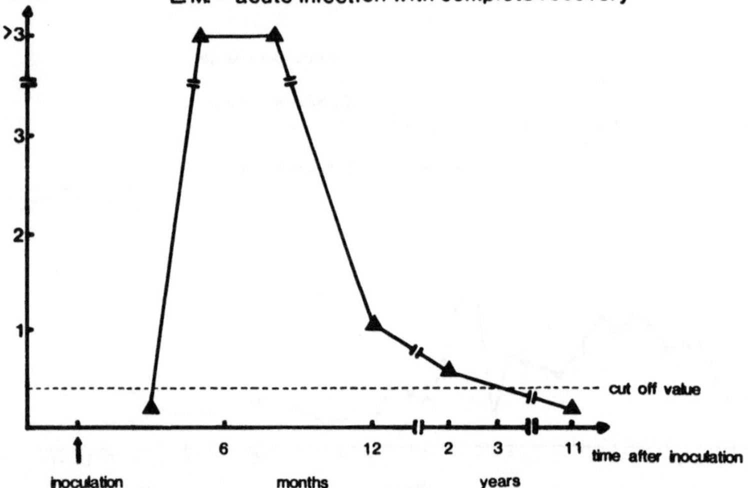

Abb. 6. Verlaufsformen der Antikörper gegen C-100 bei inapparenter Infektion, Infektion mit Ausheilung und bei chronischer Infektion

2. akute Erkrankung mit Ausheilung, bei der es zu einer deutlichen Antikörperantwort kommt (Anti-HCV C-100), die nach Monaten bis wenigen Jahren wieder abklingt,
3. chronischer Verlauf mit frühen und persistierenden Antikörpern (Anti-HCV C-100) (Reimer und Meisel, persönl. Mitteilung).

Antikörper gegen das core (C-22) und das Nichtstrukturprotein (C-33) werden zwar früher nachweisbar, verschwinden aber ebenfalls bei ausgeheilter HCV-Infektion in wenigen Jahren.

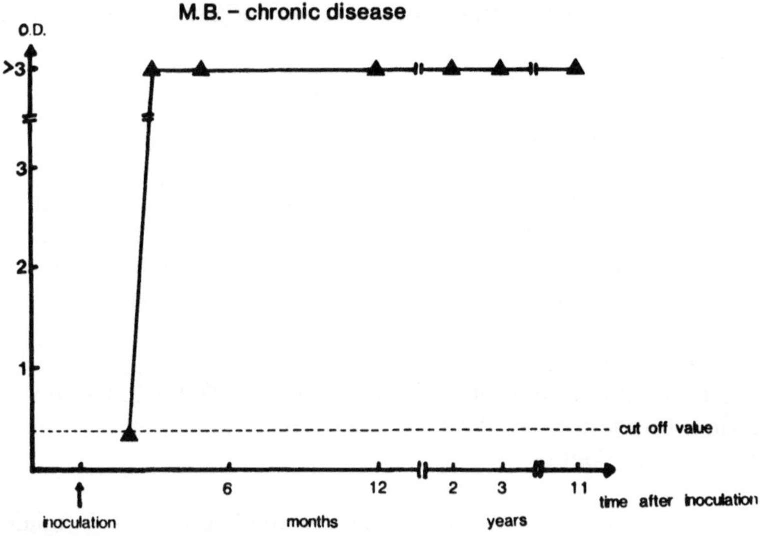

Abb. 6. Fortsetzung Abbildung 6

Epidemiologie

Über dieDurchseuchung der Bevölkerung mit dem HCV gibt es bisher wenige Daten. Bei Blutspendern in Deutschland (Erstspender) zeigte sich eine Anti-HCV (C-100)-Prävalenz von 0,4%–1,2% (Kühnl et al. 1989). Hohe Prävalenzen finden sich bei den Risikogruppen der Hämophiliepatienten (80%–90%), Drogenabhängigen (70%–80% und Dialysepatienten (10%) (Grob u. Joller-Jemelka 1990; Schlipköter et al. 1990). In einer Studie über die Infektionsquellen der HCV-Infektion konnten wir bei ca. 500 infizierten Patienten in 82% der Fälle eine Exposition zu Blut oder Blutprodukten nachweisen (Tabelle 2) (Rasshofer, Schlipköter et al., Manuskript in Vorbereitung). Das heißt, in über 80% der Infektionen konnte eine Infektionsquelle durch Blut oder Blutprodukte wahrscheinlich

Tabelle 2. Risikofaktoren bei Anti-HCV(C-100)-positiven Patienten (n = 294)

Blut, Blutprodukte	57	19,4%
Operation mit Transfusion	61	20,7%
Operation ohne Transfusion	32	10,9%
i.v. Drogen	30	10,2%
Dialyse	24	8,2%
Krankenhausaufenthalt	4	1,4%
Medizin. Beruf	26	8,8%
Auslandsaufenthalt	6	2,0%
Ohne bekannten Risikofaktor (Sporadische NANB-Hepatitis)	22	18,4%

gemacht werden. Sporadische Infektionen werden möglicherweise durch Sexualkontakt übertragen.

Infektiosität und Übertragungswege

Das gemeinsame Risiko von Patienten mit einer HCV-Infektion besteht in einem Kontakt zu infiziertem Blut oder Blutprodukten. Prospektive Studien zur PTH ergaben, daß bis zu 90 % der Anti-HCV (C-100)-positiven Blutkonserven das Virus übertragen haben (Alter 1990). Ein Blutspender muß als infektiös betrachtet werden, wenn
1. virale RNA im Serum nachweisbar ist und
2. neben einer Transaminasenerhöhung Anti-HCV (C-100, C-22, C-33) mit hohen Extinktionswerten im ELISA über einen längeren Zeitraum persistiert (Van der Poel et al. 1990).

Andere Übertragungswege wie diaplazentare, sexuelle oder nosokomiale werden ebenfalls für die Ausbreitung der Infektion angeschuldigt, spielen jedoch wahrscheinlich nur eine untergeordnete Rolle. Eigene Studien an sog. „Haushaltskontakten" von Anti-HCV (C-100)-positiven Patienten (Dialysepatienten, Patienten aus der Anti-D-Studie) zeigten, daß die anti-HCV-Prävalenz bei Familienmitgliedern nicht wesentlich höher ist als die der gesunden Bevölkerung.

Ausblick

Die Entwicklung neuer Testsysteme, z.B. zum Nachweis neutralisierender Antikörper, wird Aufschlüsse über die tatsächliche Durchseuchung bzw. Immunitätslage nach einer HCV-Infektion geben. Die weitere Charakterisierung von viralen Proteinen und die Untersuchung der Immunantwort gegen diese Proteine werden zur Herstellung einer Vakzine beitagen können.

Literatur

1. Alter HJ (1990) The hepatitis C virus and its relationship to the clinical spectrum of HNANB hepatitis. Journal of Gastroenterology and Hepatology 1 (Suppl.): 78–94
2. Choo QL, Kuo G, Weiner AJ et al. (1989) Isolation of a cDNA clone derived from a blood-borne non-A, non-B viral hepatitis genome. Science 244: 359–361
3. Davis GL, Balart LA, Schiff ER et al. (1989) Treatment of chronic hepatitis C with recombinant interferon alfa. N. Engl. J. Med. 321: 1501–1505
4. Dittmann S, Roggendorf M, Dürkop J et al. (1991) Longterm persistence of hepatitis C virus antibodies in a single source outbreak. J Hepatol, in press
5. Fuchs K, Motz M, Schreier E et al. (1991) Characterization of the 5'Ends and Parts of the Structural Genes of the European HCV Isolates. Gene

6. Garson JA, Tedder RS, Briggs M et al. (1990) Detection of Hepatitis C Viral Sequences in Blood Donations by „Nested Polymerase Chain Reaction" and Prediction of Infectivity. Lancet 335: 1419–1422

7. Grob PJ, Joller-Jemelka HJ (1990) Hepatitis-C-Virus (HCV), Anti-HCV and Non-A-, Non-B-Hepatitis. Schweiz. med. Wschr. 120: 117–124

8. Houghton M, Chaoo QL, Kuo G et al. (1988) NANBV diagnostics and vaccines. Europa. Pat. Appl. 88, 310, 922.5 and Publ 318, 216

9. Kühnl P, Seidl S, Stangel W et al. (1989) Antibody to hepatitis C virus in German blood donors. Lancet ii: 324

10. Kuo G (1990) Serodiagnosis of hepatitis C virus infection: the immune response to multiple viral antigens. Proceedings of the Second International Symposium on HCV Los Angeles; p 18

11. Lee S, Francis B, Ball V et al. (1990) A second generation ELISA (C200/C22) for the detection of antibody to hepatitis C virus. Proceedings of the Second International Symposium on HCV Los Angeles, p 109

12. Okamoto H, Okada S, Sugiyama Y et al. (1990) The 5'-terminal sequence of hepatitis C virus genome. Japan J Exp Med 60: 167–177

13. van der Poel CL, Reesink HW, Schaasberg W et al. (1990) Infectivity of blood seropositive hepatitis C virus antibodies. Lancet 335: 558–560

14. Prohaska W, Lechler E, Kleesiek K (1990) Spezifischer Neutralisationstest mit recombinantem Hepatitis-C-Virus-Antigen zur Hepatitis-C-Diagnostik bei Hämophilie-Patienten. 21. Hämophilie-Symposium Hamburg, S 10

15. Schlipköter U, Roggendorf M, Ernst G et al. (1990) Hepatitis C virus antibodies in haemodialysis patients. Lancet 335: 1409

16. Schreier E, Fuchs K, Höhne M et al. (1991) Detection and characterization of hepatitis C sequence in a patient with chronic HCV infection. Arch Virol, in press

17. Shimizu YK, Weiner AJ, Rosenblatt J et al. (1990) Early events in hepatitis C virus infection of chimpanzees. PNAS 87: 6441–6444

18. Takamizawa A, Mori C, Fuke I et al. (1991) Structure and Organization of the Hepatitis C Virus Genome Isolated from Human Carriers. J. Virol. 65: 1105–1113

19. Takeuchi K, Kubo Y, Boonmar S et al. (1990) Nucleotide sequence of core and envelope genes of hepatitis C virus genome derived directly from human healthy carriers. Nucleic Acid Research 18: 4626

20. Weiner AJ, Kuo G, Bradley DW et al. (1990) Detection of Hepatitis C Viral Sequences in Non-A, Non-B Hepatitis. Lancet 335: 1–3

21. Wreghitt TG, Gray JJ, Aloyisus S et al. (1990) Antibody avidity test for recent infection with hepatitis C virus. Lancet 335: 789

Wirksamkeit von Interferon alfa-2b bei chronischer Hepatitis Non-A-Non-B

G. HESS

Einleitung

Eine Infektion mit dem Hepatitis-C-Virus ist für die Mehrzahl der parenteral übertragenen Non-A-Non-B-Hepatitiden verantwortlich. Das Virus konnte kürzlich als Flavivirus-ähnliches Virus identifiziert werdn (Choo et al. 1989, Kuo et al. 1989). Das Hepatitis-C-Virus (HCV) wird überwiegend parenteral übertragen, in der Vergangenheit vor allem durch Transfusion, gemeinsame Benutzung von gebrauchten Spritzen und Nadeln, aber auch sexuell (Alter 1988; Alter et al. 1989; Esteban et al. 1989; Esteban et al. 1990; Hess et al. 1990; Hopf et al. 1990; Tor et al. 1990; van der Poel et al. 1989). Etwa 50 % aller Virus-C-Hepatitiden nehmen einen chronischen Verlauf, diese Angabe basiert auf erhöhten Transaminasen über mindestens 6 Monate nach akuter HCV-Infektion (Alter 1983; Alter 1988).

Mindestens 50 % der Patienten mit persistierender HCV-Infektion erwerben eine chronische Hepatitis, etwa 20 % eine Leberzirrhose, auch das primäre Leberzellkarzinom wird nach der Hepatitis C gehäuft angetroffen (Alter 1983; Alter 1988; Bruix et al. 1989; Colombo et al. 1989; Esteban et al. 1989). Der klinische Verlauf der chronischen Hepatitis C ist sehr variabel, der Zeitraum bis zur Entwicklung der Leberzirrhose liegt bei etwa 20 Jahren, rasch progressive Verläufe können in Einzelfällen beobachtet werden (Alter 1983; Alter 1988). Weiterhin können symptomatische von asymptomatischen Verläufen abgetrennt werden. Es ist derzeit unklar, inwieweit es, ähnlich wie bei dem HBsAg-Träger-Status, sogenannte „gesunde Hepatitis-C-Virus-Träger" gibt (Alter 1983; Alter 1988).

Die Darstellung zeigt, daß die chronische Hepatitis C eine behandlungsbedürftige Erkrankung ist. Die Erkrankung ist mit Aciclovir und Kortison ohne erkennbaren Erfolg behandelt worden (Pappas et al. 1985; Stokes et al. 1987). Im Gegensatz hierzu konnte in Pilotstudien gezeigt werden, daß Interferon alfa-2b bei der Mehrzahl der behandelten Patienten die Transaminasen normalisieren kann (Arima et al. 1986; Davis et al. 1988; Di Bisceglie et al. 1989; Hoofnagle et al. 1986; Lockner et al. 1987; Omata et al. 1989; Schvarcz et al. 1989; Thomson et al. 1987). Weiterhin konnte ein Defekt in der endogenen Interferon-alfa-2b-Produktion bei Patienten mit chronischer Hepatitis C identifiziert werden (Davis 1989). Beide Beobachtungen gaben Anlaß dazu, die Wirkung von Interferon alfa-2b bei Patienten mit chronischer Virus-C-Hepatitis in kontrollierten Studien zu prüfen. Die vorliegende Übersicht beschreibt die heutigen therapeutischen Möglichkeiten, aber auch die Grenzen der Therapie sowie offene Fragen.

Diagnose der HCV Infektion

Die Diagnose der HCV-Infektion war lange Zeit eine Ausschlußdiagnose und wurde deswegen auch Non-A-Non-B-Hepatitis genannt (Alter 1983; Alter 1988). Im wesentlichen wurden andere Viruserkrankungen (besonders Hepatitis B und D), autoimmune Lebererkrankungen, Stoffwechselstörungen (bes. Hämochromatose sowie alimentäre toxische Lebererkrankungen ausgeschlossen (Alter 1983; Alter 1988).

Nach der Entdeckung des HCV wurde erstmals ein Suchtest (anti-HCV) verfügbar. Dieser Test erkannte Patientenantikörper gegen ein Nichtstrukturprotein (C 100) des HCV (Choo et al. 1989; Kuo et al. 1989). Dieser Test der 1. Generation erkannte ca. 80 % der chronischen Virus-C-Hepatitiden, zeigte jedoch auch häufig falsch-positive Ergebnisse, insbesondere bei erhöhten Immunglobulinen im Serum (Esteban et al. 1990), z.B. bei Leberzirrhose unterschiedlicher Genese und Infektion mit dem Human Immundefizienzvirus.

Tests der 2. Generation erkennen Antikörper gegen Struktur- (Core Protein des HCV) und Nichtstrukturproteine (eigene unveröffentlichte Ergebnisse). Dieser Test erkennt 95–98 % aller chronischen Virus-C-Hepatitiden, falsch-positive Ergebnisse, insbesondere bei autoimmunen Hepatitiden; Leberzirrhosen verschiedener Genese und HIV-Infektion treten nicht mehr auf. Anti-HCV-Tests der 2. Generation können deswegen zur Diagnose der chronischen Hepatitis C verwandt werden. Autoantikörper (Antikörper gegen Zellkerne, glatte Muskulatur, Liver-Kidney-Microsomal-Antikörper) können bei der chronischen Hepatitis z.T. in hohem Titer

Tabelle 1. Serologische Untersuchungen vor Einleitung einer Therapie mit Interferon alfa-2b

Test	Interferon (bei pos. Test)		
	ja	unbestimmt	nein
anti-HCV	+		
HBsAg			+
ANF			+
SMA	+		
LKM			+
anti-HIV			+

Unbestimmt: abhängig von weiteren Befunden
ANF = Antikörper gegen Zellkerne
SMA = Antikörper gegen glatte Muskulatur
LKM = Liver-Kideny-Microsomal-Antikörper

auftreten und im Einzelfall die Abtrennung der autoimmunen Hepatitis schwierig machen (Lenzi et al. 1990). Die in Tabelle 1 aufgeführten Untersuchungen sind vor Einleitung einer Interferon-alfa-2b-Therapie sinnvoll.

Behandlung der chronischen Hepatitis C mit Interferon alfa

Die Ansprech-Kriterien: Im Gegensatz zur chronischen Hepatitis B orientiert sich die Beurteilung des Behandlungserfolges nicht an viralen Parametern, sondern an Abfall bzw. Normalisierung der Transaminasen.

Als komplettes Ansprechen (Abb. 1) wird die Normalisierung der Transaminasen am Ende der Therapie bezeichnet. Als beinahe vollständiges Ansprechen werden diejenigen Fälle bezeichnet, die einen mindestens 50%igen Abfall der Transaminasen aufweisen (im Vergleich zum Wert vor der Therapie) und eine Enzymaktivität aufweisen, die das 1½fache des Normalwertes nicht übersteigt.

Als ein Rückfall nach einem vollständigen Ansprechen wird der Anstieg der Transaminasen bezeichnet, der mehr als das 1½fache des oberen Normwertes aufweist. Als Rückfall nach nahezu vollständigem Rückfall wird ein Anstieg der Transaminasen bezeichnet, der ein 3faches des Ausgangswertes betragen sollte oder höher liegen sollte als der Ausgangswert vor Therapie (Davis et al. 1989). Alle anderen Verläufe werden als Nonresponse (Abb. 2) eingestuft.

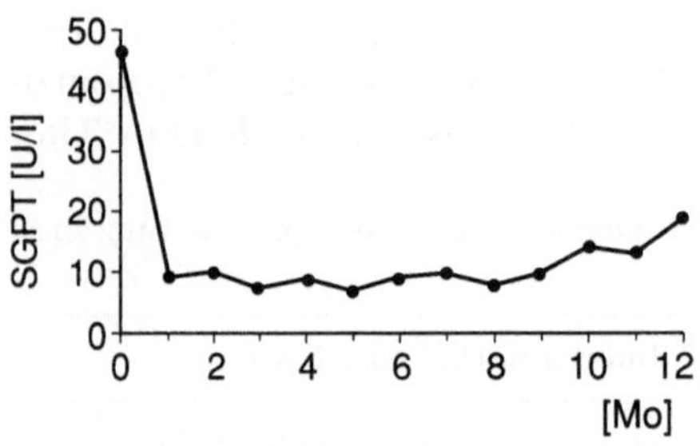

Abb. 1. Ansprechen nach Behandlung einer chronischen Hepatitis C mit Interferon alfa-2b

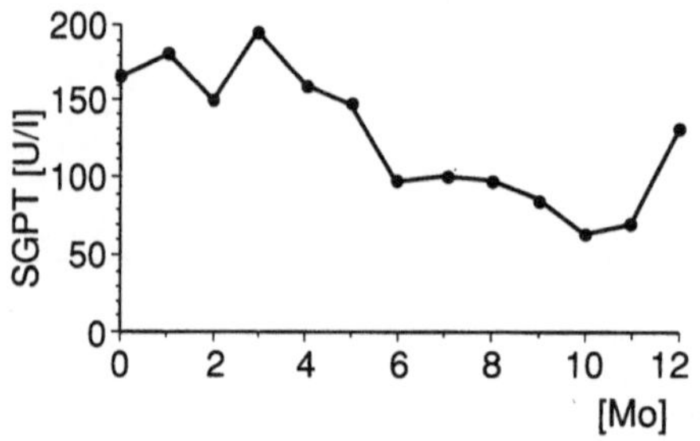

Abb. 2. Nichtansprechen bei Behandlung einer chronischen Hepatitis C mit Interferon alfa-2b

Die von Di Bisceglie (Di Bisceglie et al. 1989) verwandten Ansprechkriterien waren geringfügig unterschiedlich. In derzeit laufenden Studien wird auch der Begriff „break through" benutzt (Abb. 3). Dieser bedeutet eine initiale Normalisierung der Transaminasen und einen Wiederanstieg der Leberwerte noch unter der Therapie (Abb. 3). Zusätzlich zu den Leberwerten werden auch Leberbiopsiebefunde vor und unmittelbar nach Therapieende benutzt, um die Behandlungseffizienz zu definieren (Davis et al. 1989; Di Bisceglie et al. 1989).

Experimentell wird derzeit auch die direkte Virusbestimmung mit Hilfe der Polymerasekettenreaktion (PCR) versucht (Müller et al.; Di Bisceglie et al., persönl. Mitteilungen). Die Bedeutung dieser Bestimmung ist Gegenstand von Studien und für die „Routinetherapie" nicht sinnvoll und erforderlich.

Behandlungserfolge mit Interferon alfa-2b

Hoofnagle et al. (1986) konnten erstmals zeigen, daß Interferon alfa-2b bei Patienten mit chronischer Non-A-Non-B-Hepatitis die Transaminasen normalisieren kann. Auch ein Anstieg der Transaminasen nach erfolgreicher Therapie konnte von dieser Arbeitsgruppe gezeigt werden (Hoofnagle et al. 1986). Diese Beobachtungen wurden in anderen kleineren kontrollierten und unkontrollierten Studien bestätigt und führten zu großen randomisierten Studien.

Di Bisceglie et al. (1989) randomisierten 41 Patienten entweder zu einer Placebogruppe (n = 20) oder zu einer Alfa-Interferongruppe (n = 21). Interferon alfa-2b wurde in einer Dosis von 1 Mio. Einheiten täglich für 7 Tage und anschließend in einer Dosis von 2 Mio. Einheiten 3mal pro Woche gegeben. Die Behandlungsdauer betrug 24 Wochen.

In der Studie konnte gezeigt werden, daß 33 % der behandelten Patienten am Ende der Therapiephase normale Leberwerte aufwiesen, keiner der unbehandelten Patienten zeigte eine Normalisierung der Transaminasen. Die Leberhistologie war in der Behandlungsgruppe am Therapieende deutlich verbessert, jedoch nicht in der Kontrollgruppe.

Die Studie von Davis et al. (1989) umfaßte 166 Patienten mit chronischer Virus-C-Hepatitis, die alle in der Anamnese eine parenterale Expo-

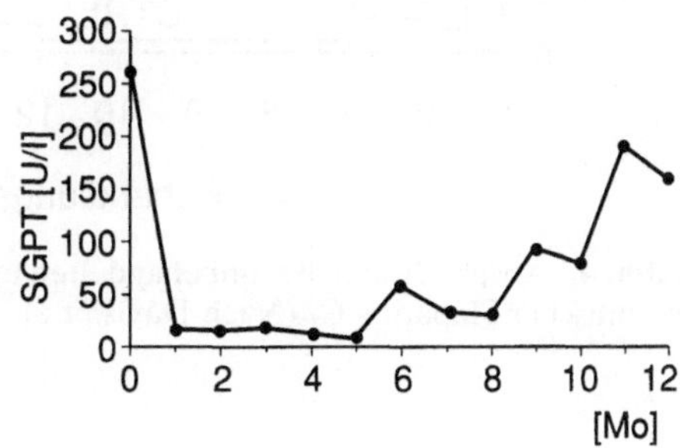

Abb. 3. „Break through" unter Interferon alfa-2b. Es zeigen sich eine Normalisierung der Transaminasen und anschließend ein Wiederanstieg der Leberwerte.

sition aufwiesen. Davon blieben 55 Patienten unbehandelt, 57 erhielten 1 Mio. Einheiten Interferon alfa-2b und 58 3 Mio. Einheiten Interferon alfa-2b 3mal pro Woche s.c. für insgesamt 24 Wochen. Abb. 4 faßt die Ergebnisse zusammen. Sie zeigen, daß bis zu 46 % der behandelten Patienten eine Normalisierung der Transaminasen aufweisen, eine spontane Besserung fand sich bei 8 %.

Nach Beendigung der Therapie fand sich ein Wiederanstieg der Transaminasen bei bis zu 50 % der initial erfolgreich behandelten Patienten (Abb. 5), bei erneuter Behandlung fielen die Transaminasen erneut ab. Auch in dieser Studie konnte eine histologische Besserung in der Behandlungsgruppe beobachtet werden, die Kontrollgruppe wies jedoch auch bei einigen Patienten eine Besserungstendenz auf.

Nebenwirkungen der Interferon-alfa-2b-Therapie

Tabelle 2 zeigt die Nebenwirkungen, die in der Studie von Davis et al. (Davis et al. 1989) gefunden wurden. Danach waren grippeähnliche Beschwerden die häufigste unerwünschte Wirkung. Eine Dosisreduktion war nur selten erforderlich (14 %). Todesfälle, die sich auf Interferon alfa-2b beziehen ließen, wurden nicht beobachtet. Im allgemeinen waren die Nebenwirkungen milde und wurden von der Mehrzahl der Patienten gut toleriert.

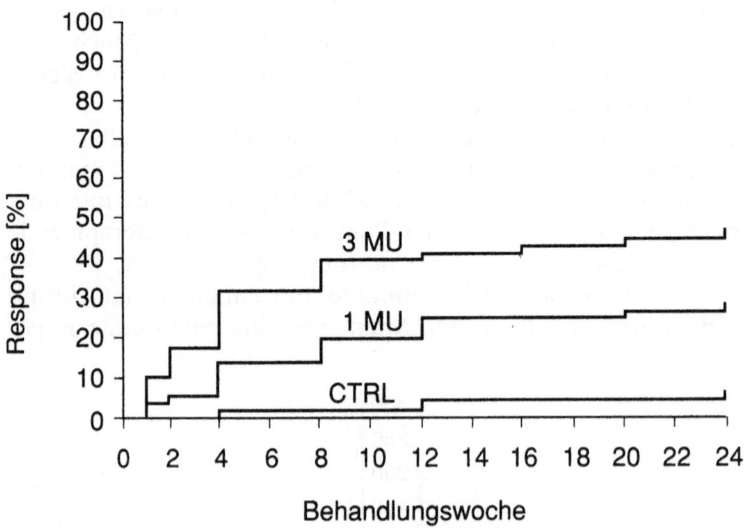

Abb. 4. Ansprechraten bei unbehandelten und alfa-Interferon-behandelten Patienten mit chronischer Hepatitis C. (Nach Davis et al. 1989)

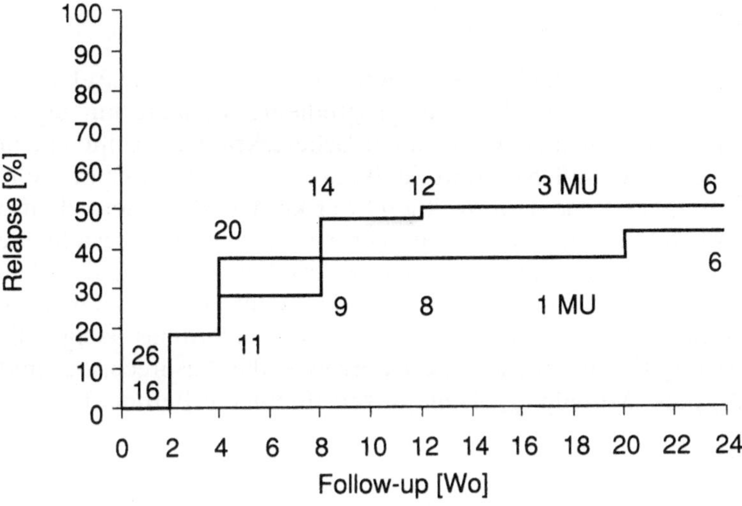

Abb. 5. Rückfallraten nach initialem Ansprechen auf Interferon alfa-2b und Beendigung der Interferon-alfa-Therapie. (Nach Davis et al. 1989)

Tabelle 2. Nebenwirkungen der Interferon-alfa-Therapie. (Nach Davis et al. (1989)

	Interferondosis		
	keine	1 MIU	5 MIU
Patientenzahl	51	57	58
Nebenwirkungen [%]	98	98	95
mindestens 1 Nebenwirkung			
Fieber	6	42	48
Myalgie	4	40	55
Kopfschmerzen	18	47	53
Durchfall	0	9	24
Gelenkbeschwerden	8	18	16
Hauterscheinungen	4	14	12
Depression	8	9	14
Müdigkeit	76	77	78
Übelkeit	22	32	36
Irritabilität	24	30	28

Empfehlungen zur Therapie der chronischen Hepatitis C mit Interferon alfa-2b

Die geschilderten Studien zeigen, daß Interferon alfa-2b wirksam ist und bei 20–25 % der behandelten Patienten dauerhaft zur Normalisierung der Transaminasen und zur histologischen Besserung führt (Davis et al. 1989; Die Bisceglie et al. 1989). Aus diesen Daten ergeben sich Empfehlungen für die Therapie.

Patientenselektion

Tabelle 3 faßt die wesentlichen Parameter für die Patientenselektion zusammen. Asymptomatische, langsam progrediente Verläufe mit unwesentlich erhöhter entzündlicher Aktivität der Lebererkrankung sollten nicht behandelt werden. Wesentliche Kontraindikationen der Therapie (Tabelle 4) beziehen sich auf alte und anderweitig schwer kranke Menschen, ebenso auf Schwangere.Relative Kontraindikationen sind gleichzeitig bestehende Autoimmunerkrankungen und depressive Erkrankungen. Grundsätzlich besteht kein Einwand, Interferon alfa-2b bei dekompensierter Leberzirrhose oder immunsupprimierten Patienten einzusetzen, allerdings steigt die Nebenwirkungsrate bei bestehender Leberzirrhose, die Ansprechrate sinkt (Ferenci et al., pers. Mitteilung, eigene unveröffentlichte Befunde).

Tabelle 3. Wesentliche Kriterien zur Patientenselektion

	Interferon	
	ja	nein
anti-HCV	positiv	negativ
Leberhistologie	chron. Hepatitis	alle anderen Formen
Transaminasen	min. das 2fache des oberen Normwertes	unter 2fachem des oberen Normwertes
Symptomatologie	symptomatisch	asymptomatisch
Progression der Leber-erkrankung	ja	nein

Tabelle 4. Wesentliche Kontraindikationen in der Therapie der chronischen Hepatitis C mit Interferon alfa-2b

Kontraindikationen:

- Karnofsky-Performance-Index unter 70 %
- gleichzeitig bestehende maligne Erkrankungen
- schwere kardiopulmonale Erkrankungen
- Schwangerschaft und Stillzeit

relative Kontraindikationen:

- dekompensierte Leberzirrhose
- gleichzeitig bestehende Autoimmunerkrankungen
- Depression
- Immunsuppression unterschiedlicher Ursache
- Blutungsleiden

Dosisempfehlung und Therapiedauer

Die bisherigen Studien belegen, daß eine Dosis von 3 Mio. Einheiten Interferon alfa-2b s.c. 3mal pro Woche für 6 Monate eine vertretbare Therapie darstellt. Weitere Interferonschemata mit höheren Dosen, häufigerer Gabe und längerer Therapiedauer werden derzeit geprüft in der Hoffnung, höhere Ansprechraten und geringere Relapsraten zu erreichen und gleichzeitig das Nebenwirkungsspektrum gering zu halten.

Abbrechen der Therapie wegen Unwirksamkeit

Zweittherapie bei Rückfall nach Therapieende oder bei Nichtansprechen

Aussagekräftige Studien liegen zu diesen Fragestellungen nicht vor und bedürfen weiterer Untersuchungen. Grundsätzlich erscheinen folgende Vorgehensweisen ratsam:

a) zwischen 2 Therapiephasen mindestens 3 Monate therapiefreies Intervall legen (einige Patienten zeigen Transaminasenanstieg nach Therapieende, mit anschließender spontaner Normalisierung der Leberwerte).
b) bei einer Zweittherapie in erster Linie eine höhere Dosis verwenden, zunächst nicht den Therapiezeitraum verlängern.
c) bei fehlendem Ansprechen auf die Therapie nicht unter der Therapie die Interferondosis erhöhen, da die Transaminasen ansteigen können (Di Bisceglie et al., pers. Mitteilung, eigene unveröffentlichte Befunde).

Kontrolluntersuchungen unter Therapie

Im allgemeinen sind Kontrollen monatlich unter Therapie ausreichend. Sie beinhalten klinische Aspekte und Laborkontrollen (Tabelle 5). In Studien wird der prädiktive Wert der HCV-Bestimmung mit PCR derzeit untersucht (Müller et al., Di Bisceglie et al., pers. Mitteilungen). Eine Leberbiopsie am Therapieende ist nicht obligat.

Zusammenfassung

Neben klaren Therapieempfehlungen bleiben offene Fragen. Dies zeigt, daß die Interferon-alfa-2b-Therapie bei der chronischen Hepatitis C eine Standardtherapie geworden ist, andererseits aber weitere klinische Studien erforderlich sind.

Folgende Fragen erscheinen derzeit bedeutsam:
1. Definition der optimalen Interferondosis und der optimalen Therapiedauer unter Berücksichtigung der Nebenwirkungen und der Patientenselektion,

Tabelle 5. Verlaufsuntersuchungen unter Therapie bei der chronischen Hepatitis C

1. Klinische Untersuchung und Anamnese
2. Biochemische Tests
   - Blutbild mit Differentialblutbild
   - SGPT
   - Prothrombinzeit
   - Albumin quantitativ
   - Cholinesterase
3. Serologische Tests
   - keine (nur in Studien)

2. Etablierung des Stellenwertes der Zweittherapie unter Berücksichtigung der Fragestellungen von Punkt 1.,
3. Langzeitergebnisse der Therapie mit Evaluierung von: Leistungsfähigkeit, Spätrezidive, Entwicklung von Leberzirrhose und primärem Leberzellkarzinom sowie Überlebenszeit,
4. Analyse von virologischen Fragen, wie Bedeutung unterschiedlicher HCV-Stämme, Wirkung von Interferon alfa-2b auf HCV, virale Marker als Therapieprädiktoren oder Verlaufsparameter.

Diese unvollständige Liste zeigt die Vielfalt der Aufgaben und das mögliche Verbesserungspotential für eine Interferontherapie auf. Dies bedeutet auch, daß unverändert Studien erforderlich sind und eine sorgfältige Dokumentation der behandelten Patienten notwendig ist.

Literatur

1. Alter HJ (1983) Chronic consequences of non-A non-B hepatitis. In: Seeff LB, Lewis JH (Eds) Current perspectives in hepatology Plenum Medical S 83–97
2. Alter M (1988) Transfusion associated non-A non-B hepatitis: the first decade. In: Zuckerman AJ (Ed) Viral hepatitis and liver disease. Alan R. Liss S 537–542
3. Alter HJ, Purcell RH, Shih JW, Melpolder JC, Houghton M, Choo QL, Kuo G (1989) Detection of antibody to hepatitis C virus in prospectively followed transfusion recipients with acute and chronic non-A non-B hepatitis. New Engl. J. Med 330: 1494–1500
4. Arima T, Shimomura H, Nakagawa J (1986) Treatment of non-A non-B hepatitis with human fibroblast interferon. Hepatology 6: 1117 (Abstract)
5. Bruix J, Barrera JM, Calvet X et al. (1989) Prevalence of antibodies to hepatitis C virus in spanish patients with hepatocellular carcinoma and hepatic cirrhosis. Lancet ii: 1004–1006
6. Choo QL, Kuo G, Weiner AJ, Overby LR, Bradley WD, Houghton M (1989) Isolation of a cDNA clone derived from a blood-borne non-A non-B viral hepatitis genome. Science 244: 359–362
7. Colombo M, Kuo G, Choo QL et al. (1989) Prevalence of antibodies to hepatitis C virus in italian patients with hepatocellular carcinoma. Lancet ii: 1006–1008
8. Davis G et al. (1989) Treatment of chronic hepatitis C with recombinant interferon alfa. New Engl. J. Med 321: 1501–1506
9. Davis GL, Hoofnagle JH (1989) Interferon in viral hepatitis: role in pathogenesis and treatment. Hepatology 6: 1038–1041

10. Di Bisceglie AM et al. (1989) Recombinant interferon alpha therapy in chronic hepatitis C. New Engl. J. Med 330: 1506–1510
11. Esteban JL et al. (1989) Hepatitis C antibodies among risk groups in Spain. Lancet ii: 294–297
12. Esteban JI, Gonzalez A, Hernandez JM et al. (1990) Evaluation of antibodies to hepatitis C virus in a study of transfusion associated hepatitis. New Engl. J. Med 323: 1107–1112
13. Hess G, Massing A, Rossol S, Voth R, Clemens R, Schütt H, Meyer zum Büschenfelde KH (1990) Sexual transmission of hepatitis viruses. In: Des Pio P, Andre F: Hepatitis B a sexually transmitted disease in heterosexuals, Excerta Medica S 39–44
14. Hoofnagle JH, Mullen KD, Jones DB et al. (1986) Treatment of chronic non-A non-B hepatitis with recombinant human alpha interferon: a preliminary report. New Engl. J. Med 315: 1575–1578
15. Hopf U, Möller B, Küther D et al. (1990) Long term follow up of posttransfusion and sporadic chronic hepatitis non-A non-B and frequency of circulating antibodies to hepatitis C virus (HCV). J. Hepatology 10: 69–76
16. Kuo G et al. (1989) An assay for circulating antibodies to a major etiologic virus of human non-A non-B hepatitis Science 362–365
17. Lenzi M, Ballardini G, Fusconi M et al. (1990) Type 2 autoimmune hepatitis and hepatitis C virus infection. Lancet i: 258–259
18. Lockner D, Bratt G, Lindborg A, Tornebohn E (1987) Acute unidentified hepatitis in hypoglobulinemic patient on intravenous gammaglobulin successfully treated with interferon. Acta med scand 221: 413–415
19. Omata M et al. (1989) Histological changes of the liver by treatment of chronic non-A non-B hepatitis with recombinant leucocyte interferon alpha. Comparison with histological changes in chronic hepatitis B. Digestive Disease and Sciences 32: 320–337
20. Pappas SC, Hoofnagle JH, Young N, Straus SE, Jones EA (1985) Treatment of chronic non A non B hepatitis with aciclovir: a pilot study. J Med Virol 15: 1–9
21. Van der Poel VL et al. (1989) Anti hepatitis C antibodies and non-A non-B posttransfusion hepatitis in the Netherlands. Lancet ii: 297–298
22. Sbolli G, Zanetti AR, Tanzi A et al. (1990) Serum antibodies to hepatitis C virus in italian patients with hepatocellular carcinoma. J Med Virol 30: 230–232
23. Schvarcz R, Weiland O, Wejstäl R, Norkrans G, Fryden A, Foberg U (1989) A randomized controlled open study of interferon alpha 2 b treatment of chronic non A non B posttransfusion hepatitis: no correlation of outcome to presence of hepatitis C virus antibodies. Scand J Infect Dis 21: 617–625
24. Stokes P, Loper WC, Balart LA (1987) Effect of short term corticosteroid therapy in patients with chronic non-A non-B hepatitis (NANB). Gastroenterology 92: (Abstrakt)
25. Thomson BJ, Doran JM, Lever AM, Webster ADB (1987) Alpha interferon therapy for non-A non-B hepatitis transmitted by gammaglobulin replacement therapy. Lancet i: 539–541
26. Tor J, Llibre JM, Carbonell M et al. (1990) Sexual transmission of hepatitis C virus and its relation with hepatitis B virus and HIV. Brit Med J 301: 1130–1133

Ausschlußkriterien einer Interferontherapie bei chronischer Hepatitis

M. P. MANNS

Einleitung

Die Einführung der Interferone in die Therapie der chronischen Virushepatitis hat den therapeutischen Nihilismus, bezogen auf die chronische Virushepatitis, beendet. Interferone sind endogene, in geringen Konzentrationen natürlich vorkommende Glykoproteine mit antiviraler, antiproliferativer und immunmodulatorischer Wirkung. Welche dieser Wirkungen für den positiven therapeutischen Effekt einerseits und für die unerwünschten Wirkungen andererseits verantwortlich sind, ist nicht im einzelnen geklärt. Aufgrund der bisher vorliegenden klinischen Studien wissen wir, daß etwa 30–50 % der Patienten mit chronisch aktiver replizierender Hepatitis B und etwa 25 % der Patienten mit chronischer Hepatitis C von der Interferontherapie profitieren, d. h. auf die Therapie mit einer dauerhaften Normalisierung bzw. Senkung der Transaminasen, einer Besserung der Histologie und mit einem Verschwinden nachweisbarer Viruskonzentrationen aus dem peripheren Blut antworten. Bezogen auf die Hepatitis B bedeutet dies nicht Heilung, sondern Inaktivierung der Erkrankung, wenngleich die komplette Viruselimination und somit Heilung bei behandelten Patienten auch signifikant gegenüber Kontroll-Kollektiven erhöht ist. Ob der dauerhaften Normalisierung der Transaminasen und der Supprimierung der Hepatitis-C-Virus(HCV)-Replikation einer Viruselimination entspricht, ist unbekannt. Da nur ein Teil der Patienten von der Therapie profitiert, die Kosten einer solchen Therapie hoch sind und verschiedene unerwünschte Wirkungen zum Abbruch der Therapie führen können, ist eine frühe, gezielte Auswahl der Patienten unabdinglich. In diese stufenweise Auswahl der Patienten, unter Berücksichtigung der im Folgenden dargestellten Ausschlußkriterien, müssen Allgemeinärzte, Internisten, Gastroenterologen, spezialisierte Zentren und auch die Patienten selber einbezogen werden.

Welche Interferone werden verwendet?

Man unterscheidet von Leukozyten abgeleitete alpha-Interferone (IFNα), von Fibroblasten produzierte beta-Interferone (IFNβ) und von Lymphozyten sezernierte gamma-Interferone (IFNγ). Wenngleich IFNα und IFNβ im Gegensatz zu IFNγ denselben Zellrezeptor verwenden, sind positive Ergebnisse, vor allem in Hinblick auf die chronische Virushepatitis, vor allem mit rekombinantem humanem Interferon alfa berichtet worden, so daß heute der IFNα-Therapie überwiegend der Vorzug gegeben wird. Auf dieses Interferon wird im Folgenden Bezug genommen.

Keine Interferontherapie bei akuter Virushepatitis

Diese bedeutende Vorauswahl ist heute Aufgabe der niedergelassenen Allgemeinärzte, Internisten und Gastroenterologen. Für die Interferontherapie gibt es keine Indikation bei akuter Virushepatitis (Tabelle 1). Für eine Behandlung kommen nach heutigem Erkenntnisstand nur die chronische Hepatitis B und Non-A-Non-B in Frage. Letztere wird jetzt als Hepatitis C bezeichnet. Dies bedeutet auch, daß es für IFN keinen Platz in der Behandlung der protrahierten akuten wie auch der fulminanten Hepatitis gibt. Man glaubt, daß eine verminderte Reaktionsbereitschaft des Immunsystems für die Chronifizierung einer akuten Virushepatitis verantwortlich ist und daß die Gabe von exogenem Interferon u. a. über eine Substitution der defekten endogenen Interferonproduktion bei chronischer Virushepatitis wirksam wird. Die fulminante Hepatitis B wird auf eine übersteigerte Reaktion des Immunsystems gegen virusinfizierte Hepatozyten zurückgeführt.

Man sollte eine Erhöhung der Transaminasen über einen Zeitraum von 3–6 Monaten fordern, bevor eine Therapie begonnen wird. Nimmt die Hepatitis über einen 3-monatigen Zeitraum einen rasch progredienten Verlauf, sollte der Patient einem Spezialisten vorgestellt werden, der dann im Einzelfall über

Tabelle 1. Ausschlußkriterien einer Alfa-Interferon-Therapie bei chronischen Hepatitiden

1. Akute Virushepatitis
2. Hepatozelluläres Karzinom (HCC)
3. Autoimmunhepatitis
4. Hepatitis D
5. Kinder (Alter <6 Jahre)
6. Dekompensierte Leberzirrhose
7. Fieber
8. Immunsupprimierte Patienten
   - HIV-Infektion und Hepatitis B
   - terminale Niereninsuffienz
   - Patienten nach Organtransplantation
9. Leuko- und Thrombopenie
10. Depressionen
11. Autoimmunkrankheiten: Thyreoiditis
12. Dekompensierte kardio-pulmonale Erkrankungen
13. Schwangerschaft

einen früheren Einsatz entscheiden kann. Ferner sollte vor Therapie eine histologische Sicherung durch Leberpunktion angestrebt werden.

Kein Interferon bei Leberzellkarzinom

Ein Hepatom wird vor Therapiebeginn durch Bestimmung von alpha-1-Fetoprotein im Serum und eine abdominelle Sonographie soweit als möglich ausgeschlossen. Die abdominelle Sonographie läßt auch Zeichen einer dekompensierten Leberzirrhose erkennen, wie Aszites und portale Hypertension. Der Ausschluß eines Hepatoms ist wichtig, da ein Leberzellkarzinom als Spätkomplikation einer chronischen Virusinfektion der Leber anerkannt ist, vor allem wenn ein zirrhotischer Umbau nachgewiesen ist.

Auswahl von Patienten mit chronischer Hepatitis B und chronischer Hepatitis C, Ausschluß einer Autoimmunhepatitis

Definitionsgemäß muß vor dem Entschluß zu einer Interferontherapie die Diagnose einer chronischen Hepatitis B oder C gesichert werden. Für die Diagnose einer chronischen Hepatitis B ist der Nachweis von HBsAg und HBV-DNS im Serum erforderlich. Die HBV-DNS sollte quantitativ in pg/ml bestimmt werden. Zusätzlich hilfreich sind HBeAg- und anti-HBe-Bestimmung. In aller Regel ist bei Patienten mit positiver HBV-DNS auch HBeAg im Serum positiv. Eine erfolgreiche Therapie führt, außer zur Normalisierung der Transaminasen, auch zum Verschwinden der nachweisbaren HBV-DNS aus dem Serum und zu einer Serokonversion von HBeAg zu anti-HBe. In jüngster Zeit wurden Varianten des Hepatitis-B-Virus beschrieben, die nicht zur Synthese von HBeAg und somit dessen Sekretion ins Serum führen. Wenngleich kontrollierte, randomisierte Studien zur Interferontherapie bei diesen Hepatitis-B-Virusvarianten fehlen, sollten diese Patienten von einer Interferontherapie nicht ausgeschlossen werden. Sind HBV-DNS und HBeAg negativ und die Transaminasen unter das 2fache erhöht, kann ein positiver Effekt des Interferons jedoch nicht erwartet werden.

Die Diagnose einer chronischen Hepatitis C erfolgt u.a. durch den Nachweis von Hepatitis-C-Virus-Antikörpern (anti-HCV). Der positive anti-HCV-Nachweis bei gleichzeitigem Bestehen einer vermutlichen Infektionsquelle (Bluttransfusionen, i.v. Drogenabusus etc.) macht eine chronische Hepatitis C sehr wahrscheinlich.

Etwa 80 % der Patienten mit chronischer Hepatitis C sind mit den Tests der neuen 2. Generation anti-HCV-positiv. Darüberhinaus ist der direkte HCV-RNA-Nachweis im Serum mittels Polymerasekettenreaktion (PCR) möglich, wenngleich dieser Test noch nicht für Routinezwecke verfügbar ist. Der Nachweis von anti-HCV erlaubt jedoch keine prospektive Aussage über den zu erwartenden Erfolg einer Interferontherapie. In Zukunft werden jedoch sicherlich einfachere und wirtschaftlichere Methoden zum HCV-RNA-Nachweis möglich sein.

Eine Autoimmunhepatitis muß vor Interferontherapie immer ausgeschlossen werden. Sie ist durch Überwiegen des weiblichen Geschlechtes mit 90 %, eine ausgeprägte Hypergammaglobulinämie, eine erhöhte Inzidenz der HLA-Antigene A1, B8, DR3, C4A-QO sowie verschiedene zirkulierende Autoantikörper charakterisiert. Unterschiedliche Autoantikörperspektren erfassen verschiedene Verlaufsformen der Autoimmunhepatitis (Tabelle 2). Es ist zweckmäßig eine Elektrophorese vor Therapiebeginn durchzuführen. Eine Hypergammaglobulinämie über 30 rel. % sollte zur Vorsicht hinsichtlich einer Interferontherapie mahnen. Erstens kann eine Autoimmunhepatitis vorliegen, zweitens kann die Hypergammaglobulinämie Ausdruck einer fortgeschrittenen Leberzirrhose sein. Folgende Autoantikörper sollten zum Ausschluß einer Autoimmunhepatitis bestimmt werden (Tabelle 2): Antinukleäre Antikörper (ANA) mittels Immunfluoreszenz im Titer >1:40, Antikörper gegen glatte Muskulatur (SMA) in der Immunfluoreszenz im Titer > 1:40, Antikörper gegen mikrosomales Antigen aus Leber und Niere (LKM-1-Antikörper) in der Immunfluoreszenz >1:20, sowie Antikörper gegen lösliches Leberantigen (SLA) mit Radioimmunoassay (SLA) >1:10.

Tabelle 2. Heterogenität der HBsAG-Negativen chronischen Hepatitiden

	ANA	LKM-1	SLA	SMA	AMA	anti-HCV	Therapie
Chronische Hepatitis C	–	–	–	–	–	+	Interferon
Autoimmun-hepatitis							
Typ 1	+	–	–	+	–	–	Immun-suppression
Typ 2 a	–	+	–	–	–	–	Immun-suppression
Typ 2 b	–	+	–	–	–	+	?
Typ 3	–	–	+	+/–	+/–	–	Immun-suppression
Typ 4	–	–	–	+	–	–	Immun-suppression
Primär biliäre Zirrhose	–	–	–	–	–	–	UDCA etc.

Abkürzungen:		
ANA	=	Antinukleäre Antikörper
LKM-1	=	Antimikrosomale Antikörper gegen Cytochrom P450 II D6
SLA	=	Antikörper gegen lösliches zytoplasmatisches Leberantigen
SMA	=	Antikörper gegen glatte Muskulatur
AMA	=	Antimitochondriale Antikörper
anti-HCV	=	Hepatitis-C-Virus-Antikörper
UDCA	=	Ursodesoxycholsäure

Tabelle 3. LKM-Autoantikörper

Liver-Kidney-Microsomal Autoantibodies: LKM		
Subtyp	Klinische Assoziation	Biochemische Definition
LKM-1	autoimmune CAH	Cytochrom P450 db (IID6)
LKM-2	Arzneimittelhepatitis	Cytochrom P450 meph (IIC9)
LKM-3	Hepatitis D	unbekannt

Höhertitrige Autoantikörper sind bei der posttransfusionellen Hepatitis C untypisch. Es können inzwischen mehrere LKM-Autoantikörper differenziert werden (Tabelle 3). Aufgrund jüngster Untersuchungsergebnisse muß bedacht werden, daß bei einem Teil der Patienten mit LKM-1-Antikörpern eine gleichzeitige Infektion mit dem Hepatitis-C-Virus vorliegen kann. Dies ist regional sehr unterschiedlich. Während eine HCV-Assoziation für 90 % der LKM-1-positiven Patienten in Italien zutrifft, sind <10 % der LKM-1-positiven Patienten in England anti-HCV-positiv, bei uns in der Bundesrepublik Deutschland sind es 37 %. Werden LKM-1-Antikörper nachgewiesen, sollte eine Interferontherapie zunächst nicht durchgeführt werden. In Zukunft wird die Bestimmung der HCC-RNA im Plasma weitere Klärung bringen.

Die Bestimmung dieser Autoantikörper kann in zahlreichen immunologischen Speziallaboratorien durchgeführt werden. Zu diesen Untersuchungen sind insgesamt 5 ml Serum notwendig. Das Serum kann mit normaler Express-Post versendet werden. Ein Ergebnis ist innerhalb von maximal einer Woche zu erwarten. Bleiben letzte Unsicherheiten beim Ausschluß einer Autoimmunhepatitis, kann neben quantitativer Bestimmung der Immunglobuline und der Autoantikörper auch die Bestimmung der HLA-Antigene hilfreich sein. Liegt der HLA-Haplotyp A1, B8, DR3 vor, sollte von einer Interferontherapie möglichst Abstand genommen werden. Im Zweifelsfall Autoimmunhepatitis oder chronische Hepatitis C sollte zunächst immer immunsuppressiv behandelt und der Verlauf der Therapie abgewartet werden, bevor Interferone zum Einsatz kommen.

Ausschluß einer chronischen Hepatitis D

Bisherige Therapiestudien zur chronischen Hepatitis D mit Interferon haben nicht zu überzeugenden Ergebnissen geführt, wenn Dosen eingesetzt wurden, deren unerwünschte Wirkungen vertretbar sind. Daher sollten beim Nachweis von HBsAg zur Diagnose einer chronischen Virushepatitis B immer auch Hepatitis-D-Virus-Antikörper (anti-HDV) bestimmt werden. Jedes größere virologische Laboratorium kann Hepatitis-D-Virus-Antikörper bestimmen. Patienten mit positivem anti-HDV-Nachweis sollten zunächst von einer Interferontherapie ausgeschlossen werden (Tabelle 1). Nimmt die Erkrankung einen besonders rasch progredienten Verlauf, ist die

Überweisung der Patienten an ein in der Interferontherapie besonders ausgewiesenes Zentrum sinnvoll. Die sicherste Diagnose einer Hepatitis-D-Virusinfektion erfolgt durch den direkten Nachweis der Hepatitis-D-Virus-RNA im Serum. Diese Methode ist jedoch nur wenigen Speziallaboratorien vorbehalten, und der HDV-RNA Nachweis ist für eine Therapieentscheidung nicht unbedingt erforderlich. In der Regel sind Patienten mit chronischer Hepatitis D HBeAg-negativ und anti-HBe-positiv bei gleichzeitig hohen Transaminasen. Bei Patienten mit dieser serologischen und biochemischen Konstellation muß bei negativem anti-HDV-Nachweis vor allem an Hepatitis-B-Virus-Varianten gedacht werden, vor allem, wenn die Patienten aus dem Mittelmeerraum stammen.

Welche Patienten mit chronischer Hepatitis B profitieren von der Therapie?

Wie bereits einleitend dargelegt, sind es 30–50 % der Patienten mit aktiv replizierender Hepatitis B (HBsAg, HBeAg, HBV-DNS-positiv), die von einer alpha-Interferontherapie profitieren. Wünschenswert wäre, im Vorgriff die Patienten auswählen zu können, die sicher von einer Therapie profitieren werden. Dies ist heute noch nicht möglich. Andererseits wissen wir, daß Patienten mit aktiv replizierender Hepatitis B und HBV-DNS-Konzentrationen im Serum von <100 pg/ml, Transaminasen-Werten von SGPT >200 U/l sowie einer möglichst kurzen Dauer der Hepatitis, d. h. >6 Monate und <5 Jahren wahrscheinlich von einer Therapie profitieren. Vom praktischen Gesichtspunkt her heißt dies, daß diese Patienten bevorzugt einer Interferontherapie zugeführt werden sollten. Patienten mit HBV-DNS-Konzentrationen >500 pg/ml sollten nur in ausgewählten Einzelfällen mit Interferon behandelt werden. Zumindest müssen die Patienten auf die begrenzten Erfolgsaussichten hingewiesen werden.
  Gleiches gilt auch für Patienten, die die Infektion in der perinatalen Lebensphase erworben haben. Dies ist bei Patienten orientalischer oder asiatischer Herkunft sehr häufig zutreffend. Erfolgt die Infektion in früher Kindheit oder sogar perinatal, steht der Körper in einem Toleranzverhältnis zum Virus. Häufig findet man neben hohen HBV-DNS-Konzentrationen im Blut niedrig erhöhte oder sogar normale Transaminasenwerte. Bei diesen Patienten ist nicht mit einem Erfolg der Therapie zu rechnen. Sie sollten daher von einer Therapie ausgeschlossen werden. Auch eine vorgeschaltete, zeitlich begrenzte Kortison-Therapie hat bei diesen Patienten mit normalen Transaminasen und hoher HBV-DNS nicht zu einem Therapieerfolg geführt.

Interferontherapie bei chronischer Hepatitis im Kindesalter

Erfahrungen mit der Interferontherapie bei Kindern sind begrenzt. Wie bereits dargestellt, nimmt der Prozentsatz der Chronifizierung nach akuter

HBV-Infektion mit zunehmendem Lebensalter ab. Bei vertikaler Transmission und somit perinataler Infektion ist der Prozentsatz chronischer Hepatitis-B-Verläufe um 100 %. Bei Infektion nach dem 6. Lebensjahr entspricht er dem Prozentsatz bei Infektion im Erwachsenenalter, d. h. um 5–10 %. Es kann angenommen werden, daß die Interferontherapie bei Kindern oberhalb des 6. Lebensjahres ähnlich erfolgreich ist wie bei Erwachsenen. Jüngere Patienten sollten von einer solchen Therapie ausgeschlossen werden. Die Erfahrung der Interferontherapie bei Kindern ist, wie dargestellt, bis jetzt begrenzt. Indikation und Therapieüberwachung sollten immer von spezialisierten Zentren durchgeführt werden. Ähnlich ist die Situation zur Behandlung der chronischen Hepatitis C im Kindesalter zu bewerten. Prinzipiell ist die Wirksamkeit von Interferonen im Kindesalter erwiesen. Die Indikation sollte jedoch nur von spezialisierten Zentren gestellt werden, und die Behandlung sollte im Rahmen kontrollierter Studien erfolgen.

Stellt eine bereits eingetretene Leberzirrhose ein Ausschlußkriterium dar?

Prinzipiell stellt der histologische Nachweis einer Leberzirrhose weder bei Hepatitis B noch bei Hepatitis C ein absolutes Ausschlußkriterium dar. Andererseits scheint bei langdauernder Virushepatitis die Wahrscheinlichkeit einer erfolgreichen Therapie abzunehmen. Eine dekompensierte Leberzirrhose soll nicht mit Interferon behandelt werden, da eine langdauernde Infektion und häufig gleichzeitig eine Granulo- und Thrombopenie vorliegen (Tabelle 1). Die Granulo- und Thrombopenie können durch Interferone wegen ihrer negativen Wirkung auf das Knochenmark verstärkt werden. Außerdem ist Fieber eine häufige Begleitreaktion der Interferontherapie. Fieber kann in der Regel gut symptomatisch mit Paracetamol beeinflußt werden. Eine bakterielle Peritonitis darf jedoch nicht übersehen werden, da unter Interferontherapie ein erhöhtes Risiko für bakterielle Infektionen angenommen wird (Tabelle 4). Daher sollte keine Interferontherapie bei Leberzirrhose durchgeführt werden, wenn Zeichen der portalen Hypertension, einer Leuko- und Thrombopenie sowie einer Anämie mit Hämoglobinwerten unter 10 % nachgewiesen werden oder sonographisch Aszites vorliegt. Wie bereits dargelegt, sollte ein Hepatom durch Sonographie und alpha-1-Fetoprotein-Bestimmung, soweit möglich, ausgeschlossen werden.

Tabelle 4. Erhöhtes Risiko für bakterielle Infektionen unter Interferontherapie

- Harnwegsinfekte
- Sinusitis, Bronchitis
- Sepsis
- Abszesse
- bakterielle Peritonitis

Interferon bei Patienten mit defektem Immunsystem

Studien, die einen erfolgreichen Effekt einer alfa-Interferontherapie bei chronischer Virushepatitis belegen, wurden sämtlich bei Patienten mit generell intaktem Immunsystem durchgeführt. Ferner wurde gezeigt, daß Interferon bei Patienten mit chronischer Hepatitis nicht hilfreich ist, bei denen das Immunsystem durch eine gleichzeitige Infektion mit dem HIV-Virus geschwächt ist. Daher sollten Patienten mit einer gleichzeitigen HBV- und HIV-Infektion von einer Interferontherapie ausgeschlossen werden. Dies ist wichtig, da sich Hepatitis-B-Virus und HIV-Virus über ähnliche Infektionswege verbreiten und somit dieselben Risikogruppen befallen. Da die Wirksamkeit von Interferonen bei Patienten mit chronischer Hepatitis C und defektem Immunsystem nicht geklärt ist, sollten solche Patienten, wenn überhaupt, nur im Rahmen kontrollierter Studien behandelt werden. Analog ist die Behandlung einer chronischen Hepatitis bei Patienten mit terminaler Niereninsuffizienz zu beurteilen. Bei diesen Patienten liegt ein durch die Urämie geschwächtes Immunsystem vor. In der Regel werden bei diesen Patienten eine hohe aktive Virusreplikation mit hohen HBV-DNS-Konzentrationen im Serum und eine geringe entzündliche Aktivität beobachtet.

Interferontherapie und Knochenmarksdepression

Eine negative Wirkung der Interferone auf das Knochenmark ist allgemein bekannt (Tabelle 5). Daher sollte bei Leukozyten <3000/µl die Indikation zur Interferontherapie sehr streng gestellt werden. Es ist eine vorsichtige Abwägung der Nutzen-Risiko-Relation erforderlich. Die Klärung einer vorliegenden Leukopenie ist unbedingt erforderlich. Grundsätzlich sollte bei Granulopenie keine Interferonbehandlung erfolgen. In diesem Zusammenhang muß darauf hingewiesen werden, daß bei Fieber generell kein Einsatz der Interferone erfolgen sollte (Tabelle 1).

Interferone und Depressionen

Als eine wesentliche unerwünschte Wirkung der Interferone sind depressive Stimmungslagen beschrieben. Patienten mit endogener Depression oder anamnestisch bekannter reaktiver Depression sollten von einer Interferon-

Tabelle 5. Unerwünschte hämatologische Wirkungen bei alfa-Interferontherapie

- Alfa-Interferon wirkt myelosuppressiv
- Abnahme der Leukozyten und Thrombozyten um 25–50 % im ersten Monat
- starke Myelosuppression bei Leberzirrhose

therapie ausgeschlossen werden. Auch muß berücksichtigt werden, daß die Grundkrankheit chronische Hepatitis zu depressiver Stimmungslage führen kann. Es sei noch darauf hingewiesen, daß unter Interferontherapie aufgetretene depressive Stimmungslagen in der Regel reversibel sind.

Interferone und Autoimmunität

Interferone können Autoimmunkrankheiten auslösen. Gut dokumentiert ist die Induktion einer Autoimmun-Thyreoiditis (Tabelle 6). Daher sollten Patienten mit nachweisbaren Schilddrüsen-Antikörpern (Thyreoglobin-Antikörper (TAK) und Antikörpern gegen mikrosomales Schilddrüsenantigen (MAK) nur unter größter Vorsicht und nach sorgfältiger Abwägung des Risiko-Nutzen-Verhältnisses mit Interferonen behandelt werden. Bezüglich der Induktion anderer Autoimmunkrankheiten durch Interferone liegen wenig überzeugende Publikationen vor.

Ein bereits angesprochenes Problem ist die Verschlimmerung einer unerkannten Autoimmunhepatitis, die versehentlich mit Interferonen behandelt wird. Die aktuellen Kriterien zum Ausschluß einer Autoimmunhepatitis wurden bereits dargestellt.

Es soll nicht unerwähnt bleiben, daß die Induktion von Autoantikörpern regelmäßig bei einer Interferonbehandlung beobachtet wird (Tabelle 6). Es treten nicht die für autoimmune Leberkrankheiten spezifischen Autoantikörper auf. Die Induktion dieser Autoantikörper geht nicht mit einer klinisch manifesten Autoimmunkrankheit einher.

Chronische Hepatitis, Interferone und Glomerulonephritis

Eine Glomerulonephritis kann als Begleiterkrankung einer chronischen Virushepatitis B auftreten. Liegt bei chronischer Hepatitis B eine Glomerulonephritis vor, sollten Interferone eingesetzt werden. Über einen erfolgreichen Effekt wurde bereits berichtet. Diese Patienten sollten in spezialisierten Zentren therapiert und überwacht werden.

Tabelle 6. Autoimmunität als unerwünschte Wirkung einer alfa-Interferontherapie (IFN)

- Bildung von Autoantikörpern
- Induktion von Autoimmunkrankheiten
  - autoimmune Thyreoiditis
  - andere?
- Verschlimmerung einer unerkannten Autoimmunhepatitis durch IFN

Interferone und Schwangerschaft

Erfahrungen zur Interferontherapie bei Schwangeren liegen bisher nicht unter Studienbedingungen vor. Schwangere sollten nicht mit Interferonen behandelt werden.

Zusammenfassende Wertung und Ausblick

Werden alle diese Kriterien berücksichtigt, ist die Therapie einer chronischen Hepatitis B und C mit Interferonen als relativ sicher zu bewerten. Dazu gehört selbstverständlich die lückenlose Überwachung der Patienten unter Therapie, auch über einen gewissen Zeitraum nach Therapieende hinaus. Dieser Zeitraum sollte 6–12 Monate betragen. Die in dieser Übersicht dargestellten Ausschlußkriterien basieren auf dem heutigen Kenntnisstand. Die ständig zunehmenden Erfahrungen in der Behandlung der chronischen Virushepatitis mit Interferonen werden diese Ausschlußkriterien in Zukunft verändern. Ziel zukünftiger therapeutischer Entwicklungen wird die komplette Elimination des Virus aus dem Körper sein. Dies ist das Ziel aller therapeutischen Entwicklungen und Strategien. Andererseits gibt es zu den Interferonen heute keine erfolgversprechenden Alternativen in der Behandlung der chronischen Virushepatitis.

Literatur

1. Brunetto MR, Stemler M, Schödel F et al. (1989) Identification of HBV variants which cannot produce precore derived HBeAg and may be responsible for severe hepatitis. Ital J Gastroenterol 21: 151–154
2. Carman WF, Jacyna MR, Hadziyannis S et al. (1989) Mutation preventing formation of hepatitis B antigen in patients with chronic hepatitis infection. Lancet ii: 588–591
3. Davis GL, Lindsay K, Albrecht J et al. (1990) Predictors of response to recombinant alpha interferon (rIFN) in patients with chronic hepatitis C (Abstr.). Hepatology 12: 905
4. Gerken G, Meyer zum Büschenfelde K-H (1991) Virale Hepatitiden. Dtsch Ärztebl 88: B792–B797
5. Hess G (1991) Interferon bei chronischen Virushepatitiden. Dtsch Ärztebl 88: B786–B791
6. Hoofnagle JH, Davis GL, Pappas C et al. (1986) A short course of prednisolone in chronic type B hepatitis: Report of a randomized, double-blind, placebo-controlled trial. Ann Intern Med 104: 12–17
7. Hoofnagle JH, Mullen KM, Jones B et al. (1986) Pilot study of recombinant human alpha interferon in chronic non-A, non-B hepatitis. N Engl J Med 315: 1571–1578
8. Hoofnagle JH, Peters M, Mullen KD et al. (1988) Randomized controlled trial of recombinant human alpha interferon in patients with chronic hepatitis B. Gastroenterology 95: 1318–1325
9. Hoofnagle JH, Jones EA (Guest eds) (1989) Interferon therapy of chronic viral hepatitis. Semin Liver Dis 9; 231–277
10. Hoofnagle JH, Di Bisceglie AM, Baker B et al. (1990) Treatment of patients with decompensated cirrhosis due to chronic hepatitis B with recombinant human alpha interferon. (Abstr.). Hepatology 12: 846

11. Kottov WN, Dienstag JL (1991) Prevention and therapy of viral hepatitis. Seminars in Liver Disease 11: 165–174
12. Lenzi M, Ballardini G, Fusconi M et al. (1990) Type 2 autoimmune hepatitis and hepatitis C virus infection. Lancet i: 258–259
13. Lindsay K, Davis GL, Bodenheimer HC et al. (1990) Predictors of relapse and response to re-treatment in patients with an initial response to recombinant alpha interferon (rIFN) therapy for chronic hepatitis C (Abstr.). Hepatology 12: 847
14. Lisker-Melman M, Webb D, Di Biscelgie AM et al. (1989) Glomerulonephritis caused by chronic hepatitis B virus infection: Treatment with recombinant human alpha-interferon. Ann Intern Med ii: 479–483
15. Lok ASF, Lai CL, W PC et al. (1989) Treatment of chronic hepatitis B with interferon: Experience in Asian patients. Sem Liver Dis 9: 249–253
16. Manns M, Gerken G, Kyriatsoulis A, Staritz M, Meyer zum Büschenfelde K-H (1987) Characterization of a new subgroup of autoimmune chronic active hepatitis by autoantibodies against a soluble liver antigen. Lancet i: 292–294
17. Manns M (1989) Autoantibodies and antigens in liver diseases – updated. J Hepatol 9: 272–280
18. Manns M, Johnson EF, Griffin KJ, Tan EM, Sullivan KF (1989) Major antigen of liver-kidney-microsomal autoantibodies in idiopathic autoimmune hepatitis is cytochrome P450 dbl. J Clin Invest 83: 1066–1072
19. Manns M, Gerken G, Hess G, Meyer zum Büschenfelde K-H. Hepatitis C virus (HCV) and autoimmune liver diseases. In press
20. Mayet WJ, Hess G, Gerken G, Rossol S, Voth R, Manns M, Meyer zum Büschenfelde K-H (1989) Treatment of Chronic Type B Hepatitis with Recombinant alpha-Interferon Induces Autoantibodies Not Specific for Autoimmune Chronic Hepatitis. Hepatology 1: 24–28
21. McFarlane IG, Smith HM, Johnson JP, Bray GP, Vergani D, Williams R (1990) Hepatitis C virus antibodies in chronic active hepatitis: pathogenic factor or false-positive result? Lancet i: 754–757
22. Perrillo RP, Schiff ER, Davis GL et al. (1990) A randomized controlled trial of interferon alfa 2b alone and after prednisone withdrawal for the treatment of chronic hepatitis B. N Engl J Med 323: 295–301
23. Peters M (1990) Immunological Aspects of Antiviral Therapy. Springer Sem Immunopathol 12: 47–56
24. Renault PF, Hoofnagle JH (1989) Side effects of alpha interferon. Semin Liver Dis 9. 273–277
25. Rosina F, Saracco G, Lattore V et al. (1987) Alpha 2 recombinant interferon in the treatment of chronic hepatitis delta virus hepatitis. Prog Clin Biol Res 234: 291–298
26. Sánchez-Tapias JM, Mas A, Costa J et al. (1987) Recombinant alpha-interferon therapy in fulminant viral Hepatitis. J Hepatol 5: 205–210
27. Schattner A (1988) Review: Interferons and Autoimmunity. Am J Med Science 295: 532–544
28. Shindo M, Di Bisceglie AM, Sheung L et al. (1990) Changes in hepatitis C virus RNA in serum associated with alpha interferon therapy (Abstr.). Hepatology 12: 884

Patientenführung bei der alfa-Interferon-Therapie

R. MÜLLER

Einleitung

Der Behandlungserfolg der chronischen Hepatitis hängt nicht allein von der Medikation ab, sondern auch von der Beachtung bestimmter Voraussetzungen, die vor Beginn der Therapie gewährleistet sein sollten. Zu diesen Voraussetzungen zählen die Sicherung der Diagnose der chronischen Hepatitis, die Gewähr, daß keine Kontraindikation für den Einsatz von alfa-Interferon vorliegt und die eingehende Aufklärung des Patienten über die Behandlung.

Diagnosesicherung

Eine Grundvoraussetzung für den Einsatz von alfa-Interferon zur Behandlung der chronischen Hepatitis B ist die Diagnosesicherung (Tabelle 1). Die Diagnose der Erkrankung, die sich in einem chronischen Stadium befinden muß (Dauer mindestens 6 Monate), sollte in ihrem Verlauf mindestens einmal histologisch abgesichert worden sein. Weiterhin ist es für den Beginn einer Interferon-Therapie wichtig, daß in der vortherapeutischen Phase

Tabelle 1. Therapie der chronischen Hepatitis mit alfa-Interferon: Diagnosesicherung

Hepatitis B	
Chronische Hepatitis:	Verlauf >6 Monate (Histologie)
Krankheitsaktivität stabil:	ALT, AST
Infektionsaktivität stabil:	HBsAg, HBV-DNA, (HBeAg)
Hepatitis Non-A-Non-B	
Chronische Hepatitis:	Verlauf >6 Monate Histologie
Krankheitsaktivität stabil:	AST, ALT
Ausschlußdiagnostik:	HBV, HIV, CMV, EBV, autoimmune Hepatitiden, toxische Hepatitiden
Hepatitis C	
Infektionsaktivität stabil:	HCV-RNA (anti-HCV)

erhöhte Enzymaktivitäten die Progredienz der Erkrankung anzeigen. Serologisch wird die Diagnose der Hepatitis B abgesichert durch den Nachweis von HBsAg und die HBV-DNA.

Für die Therapie der chronischen Hepatitis NANB gelten ähnliche Kriterien wie für die Hepatitis B, die vor dem Einsatz von alfa-Interferon erfüllt sein sollten. Auch bei dieser Erkrankung sollte der Krankheitsverlauf chronisch sein und die Diagnose histologisch abgesichert werden. Die virologische Diagnostik erfolgt häufig über einen Ausschluß anderer Erkrankungen. So sollten Infektionen mit HBV, HIV, CMV und EBV sowie autoimmune und toxische Hepatitiden ausgeschlossen sein. Zur Erkennung der Hepatitis C im engeren Sinne kann der Nachweis der HCV-RNA oder von anti-HCV herangezogen werden.

Gegenanzeigen für eine Therapie mit alfa-Interferon

Patienten, die eine dekompensierte Leberzirrhose mit den Zeichen eines Aszites, einer Enzephalopathie oder Varizen aufweisen, sollten nicht mit alfa-Interferon behandelt werden (Tabelle 2). Eine zurückhaltende Dosierung und ggf. ein Verzicht auf die Therapie kann auch bei Patienten mit ausgeprägter Thrombo- und Leukopenie angezeigt sein. Als weitere Ausschlußkriterien sind eine Immunsuppression des Patienten oder schwere Allgemeinerkrankungen, insbesondere autoimmunologische Krankheitsbilder, zu nennen.

Einen wichtigen Ausgangspunkt für die Entscheidung zur Behandlung des Patienten stellt die Anamnese dar. Werden im Vorbericht psychiatrische Krankheitsbilder beschrieben, ist von einer Therapie mit alfa-Interferon abzusehen. Ein besonderes Augenmerk ist auch auf die Vorbehandlung der Patienten zu legen: Werden Patienten mit Heparin behandelt, sollten sie von der Therapie ausgeschlossen werden, da die Kombination beider Medikamente zu unbeherrschbaren Blutungen führen kann, die auch nach Absetzen der Therapie weiter fortbestehen können.

Eine Hämophilie und eine Schwangerschaft können als relative Kontraindikationen angesehen werden. Bei der Hämophilie ist der Einsatz des

Tabelle 2. Therapie der chronischen Hepatitis mit alfa-Interferon: Gegenanzeigen für eine Therapie mit Interferonen

---

- Dekompensierte Zirrhose (Aszites, Enzephalopathie, Varizen)
- Immunsuppression
    endogen: z.B. HIV-Infektion
    exogen: z.B. medikamentös
- schwere Allgemeinerkrankung (Autoimmunerkrankung)
- Psychose
- Heparintherapie
- (Hämophilie)
- (Schwangerschaft)

Interferons von der Schwere der Erkrankung abhängig zu machen. Bei einer Schwangerschaft kann in der Regel mit dem Beginn der Behandlung bis zum Ende der Schwangerschaft abgewartet werden.

Aufklärung des Patienten

Der Patient muß vor Beginn der Behandlung mit alfa-Interferon eingehend über die Erkrankung, den Krankheitsverlauf, die Behandlung selbst und die Erfolgsaussichten der Therapie informiert werden. Im Zusammenhang mit der Erkrankung muß er über den natürlichen Krankheitsverlauf aufgeklärt sein und wissen, daß aufgrund einer Serokonversion spontane Heilungen in einer Größenordnung von etwa 5 % pro Jahr auftreten können. Eine Information über Art und Dauer der Behandlung ist ebenso notwendig wie der Hinweis auf mögliche Nebenwirkungen und deren Behandlung.

Der Patient muß die Selbstapplikation des Präparates erlernen, da nach der stationären Einleitung der Therapie die Behandlung in der Regel im ambulanten Bereich fortgesetzt wird und zwar im Fall der Hepatitis B über 4–6 Monate und bei der Hepatitis C bis zu einem Jahr. Der Patient sollte wissen, daß die Applikation des alfa-Interferon am günstigsten am Abend erfolgt. Die häufig auftretenden grippeähnlichen Symptome zu Beginn der Therapie können mit Paracetamol sehr gut und leicht unterbrochen bzw. verhindert werden. Ein wichtiger Bestandteil der Aufklärung des Patienten ist die Information über die Erfolgsaussichten der Behandlung, um ihm eine realistische Einschätzung der Therapie zu ermöglichen.

Der Anteil erfolgreich behandelter Patienten mit chronischer Hepatitis B liegt derzeit im Bereich von 30–50 %, bei chronischer Hepatitis C bei ca. 50 %. Bei letzterer muß jedoch bei etwa der Hälfte der zunächst erfolgreich therapierten Patienten mit einem Rückfall gerechnet werden.

Nebenwirkungen der alfa-Interferon-Therapie

Als häufigste auftretende Nebenwirkungen sind grippeartige Symptome zu nennen, die bei fast allen Patienten nach der ersten oder zweiten Interferon-

Tabelle 3. Häufige Nebenwirkungen bei alfa-Interferon-Therapie

bei ≥40 % der Patienten	bei 10 %–40 % der Patienten	
„Grippeartige Beschwerden"	Appetitlosigkeit	Durchfälle
Fieber	Übelkeit	Schwäche
Müdigkeit	Schüttelfrost	Schlaflosigkeit
Kopfschmerzen	Haarausfall	Depression
Muskelschmerzen	Arthralgien	Reizbarkeit

Injektion auftreten und die mit Paracetamol abgeschwächt bzw. verhindert werden können (Tabelle 3). Nach der Gewöhnung an die Interferon-Behandlung treten diese Symptome im allgemeinen nicht mehr auf. Im Verlauf der Behandlung muß mit Fieber gerechnet werden. Schwierigkeiten können Appetitlosigkeit und Übelkeit mit daraus resultierendem Gewichtsverlust verursachen. Eine sehr ernstzunehmende – jedoch nicht sehr häufig auftretende – Nebenwirkung ist das Auftreten einer Depression. Weitere mögliche Nebenwirkungen sind Arthralgien, Haarausfall, Schwäche, Schlaflosigkeit und Reizbarkeit.

Ein selten besprochener Nebeneffekt der Interferon-Therapie ist die Entwicklung von Antikörpern gegen das rekombinante Interferon selbst. Im Gegensatz zur Haarzell-Leukämie, wo der Therapieeffekt durch die Entwicklung von Antikörpern gegen das Interferon gemindert wird, ist der Erfolg der Behandlung der chronischen Hepatitis mit Interferon nur in seltenen Fällen gefährdet. Eine weitere, sehr seltene Nebenwirkung ist die Bildung von Auto-Antikörpern, besonders gegen Schilddrüsengewebe mit der Entwicklung einer Autoimmun-Thyreoiditis.

Einleitung der Therapie

Die Therapie wird in der Regel stationär eingeleitet und anschließend ambulant weitergeführt. Bei den wenigen Patienten, die ein zweites oder drittes Mal mit Interferon behandelt werden, kann die Therapieeinleitung des Wiederholungskurses unter ambulanten Bedingungen erfolgen. In der stationären Behandlungsphase, die üblicherweise nicht länger als 8 Tage dauert, kann die Verträglichkeit der Interferon-Behandlung engmaschig überwacht und der Patient in der Selbstapplikation des Präparates unterwiesen werden. In diesem Zusammenhang lernen die Patienten nicht nur die Selbstinjektion unter sterilen Bedingungen, sondern erhalten auch Informationen über den richtigen Umgang mit dem Medikament (z. B. Aufbewahrung bei 2°–8°C).

Patientenüberwachung bei Therapiebeginn

An erster Stelle vor der Behandlung der Hepatitis B steht die eingehende klinische Untersuchung, die durch die ausführliche Untersuchung von Laborparametern ergänzt wird (Tabelle 4). Die Laboruntersuchung umfaßt die Erhebung des Blutbildes und die Bestimmung der Thrombozyten und der Aktivität der für Lebererkrankungen typischen Enzyme. Die Virologie beinhaltet die Bestimmung von HBV-DNA, HBs-Ag und HBe-Ag/anti-HBe. Während die Diagnose der chronischen Hepatitis B histologisch abgesichert sein sollte, ist eine histologische Untersuchung für die Verlaufskontrolle nicht notwendig.

Zu Beginn der Behandlung der chronischen Hepatitis NANB wird analog zur Hepatitis B eine Erhebung des klinischen und laborchemischen Status

Tabelle 4. Therapie der chronischen Hepatitis B mit alfa-Interferon: Patientenüberwachung bei Therapiebeginn

---

● Klinische Untersuchung

● Labor: BB, Thrombozyten, AST, ALT, GGT, CHE, AP, HBV-DNA, HBs-Ag, HBe-Ag/anti-HBe, E-phorese, IgG, Auto-Ak (ANA, SMA, AMA, antimikrosomale Ak), Quick, IFN-Ak, a-Fetoprotein

● (Sonographie)

● (Histologie)

---

durchgeführt, die einen Anhaltspunkt über die derzeitige Situation des Patienten gibt. Die Bestimmung des anti-HCV ist mit Hilfe eines ELISA-Tests der zweiten Generation möglich, die HCV-RNA wird bei speziellen, meist wissenschaftlichen Fragestellungen über die PCR ermittelt.

In jedem Fall muß bei Patienten mit chronischer Hepatitis NANB zu Beginn der Therapie eine histologische Untersuchung erfolgen, da für die Therapiekontrolle nur indirekte Merkmale wie das Enzymmuster und erst in jüngster Zeit Methoden zur virologischen Untersuchung zur Verfügung stehen.

Patientenüberwachung während der Therapie

Patienten, die mit alfa-Interferon behandelt werden, sollten 14 Tage nach Einleitung der Therapie und daran anschließend im monatlichen Abstand einer Verlaufskontrolle unterzogen werden. Neben der klinischen Untersuchung wird in diesem Rahmen das Blutbild analysiert und eine Bestimmung der Thrombozytenzahl und der ALT-Aktivität durchgeführt.

In 3monatigem Abstand ist eine Verlaufskontrolle der Virusserologie und des Immunstatus des Patienten aufgezeigt.

Die Überwachung der Hepatitis NANB beinhaltet im Prinzip die gleichen Schritte wie die Verlaufskontrolle der Hepatitis B (Tabelle 5).

Patientenüberwachung nach Therapieende

Auch nach Ende der Therapie sollten Patienten mit chronischer Hepatitis B und NANB weiter beobachtet werden. Eine besondere Rolle spielt die

Tabelle 5. Therapie der chronischen Hepatitis mit alfa-Interferon: Patientenüberwachung im Verlauf

---

Monatlich:	Klinischer Befund, BB, Thrombozyten, ALT.
3monatlich:	bei chronischer Hepatitis B: HBV-DNA, HBe-Ag, anti-HBe
	bei chronischer Hepatitis NANB: anti-HCV, (evtl. HCV-RNA)

Erfassung der virologischen Parameter, denn neuere Berichte zeigen, daß noch nach Jahren eine Elimination von HBsAg erfolgen kann und so das Therapieergebnis nachträglich verbessert wird. Aus diesem Grund sollten HBsAg-positive Patienten noch über längere Zeit beobachtet werden.